# La Communauté

## DES

# CHIRURGIENS

### DE PACY-SUR-EURE
#### AUX XVII<sup>e</sup> ET XVIII<sup>e</sup> SIÈCLES

PAR

### ÉDOUARD ISAMBARD

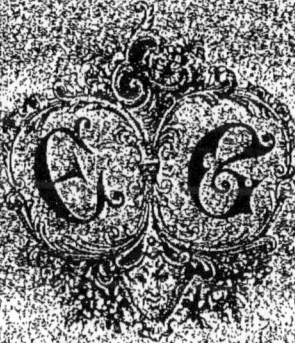

PACY-SUR-EURE

IMPRIMERIE ÉMILE GRATEAU
17, rue Grande, 17

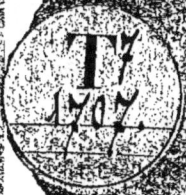

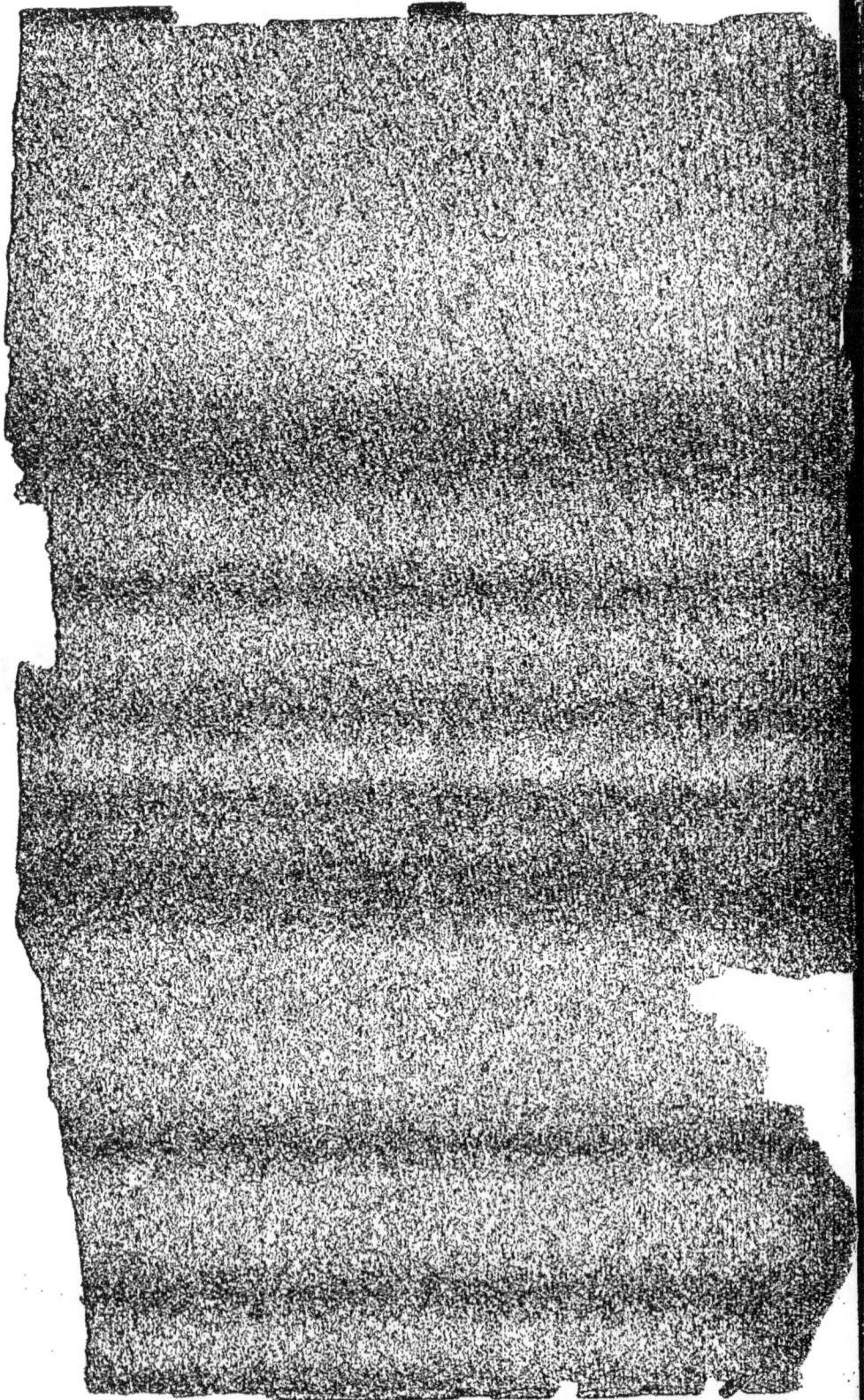

LA

# COMMUNAUTÉ DES CHIRURGIENS

## DE PACY-SUR-EURE

# La Communauté

## DES

# CHIRURGIENS

## DE PACY-SUR-EURE

### AUX XVIIᵉ ET XVIIIᵉ SIÈCLES

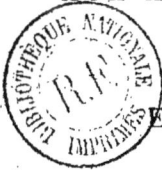

#### PAR

#### ÉDOUARD ISAMBARD

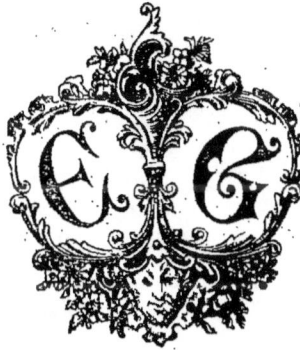

PACY-SUR-EURE

IMPRIMERIE EMILE GRATEAU

17, rue Grande, 17

# LA COMMUNAUTÉ

DES

# CHIRURGIENS

## DE PACY-SUR-EURE

## I. — 1600-1675

Les ancêtres. — Un opérateur. — Trois enfants d'une
même ventrée. — Riolan. — La dernière lépreuse. —
Séductions chirurgicales. — Une noble matrone. —
Certificats du vieux temps.

Nos recherches sur la Communauté des Chirurgiens de Pacy-sur-Eure n'ont rien découvert
avant l'année 1676. Cependant avant cette
date et depuis le commencement des registres de
l'État-Civil en 1598, on connaît les noms de plusieurs
chirurgiens à Pacy, mais on ne peut savoir s'ils
étaient organisés en Communauté.

Un mot néanmoins sur chacun d'eux :

Josse GODEFROY, était chirurgien à Pacy en
1602; à cette famille qu'on trouve avec certitude
dans cette ville dès l'année 1401 appartenait M. Godefroy qui fut maire de Pacy de 1878 à 1882.

THOMAS BUISSON, premier du nom, vivait à la même époque. La famille Buisson est représentée par M. Augustin Buisson qui fut maire de Pacy de 1848 à 1851.

FRANÇOIS POTTIER, contemporain des précédents, a le titre d'*opérateur* dans le registre paroissial de 1608. Il était marié à Marguerite Buisson.

JOSSE BUISSON. né en 1599, fils de Thomas Buisson, premier du nom, épousa Jacqueline Godefroy.

CHARLES BUISSON, 1608-1648, frère du précédent, épousa Barbe Querolle, fille ou sœur de Jean Querolle, chirurgien à Villiers-en-Désœuvre.

ESTIENNE LORMIER, né vers 1602, probablement ailleurs qu'à Pacy, marié à Catherine Belhomme, mourut en 1673. On l'appelle quelquefois maître Estienne Lormier, *médecin;* il parait avoir eu plus d'instruction que ses confrères de l'époque.

NICOLAS LABBÉ, premier du nom, d'une ancienne famille de Pacy, mourut en 1655.

PIERRE BELHOMME, né à Pacy en 1612 ou 1613, était beau-frère d'Estienne Lormier. Son autre sœur épousa Raphaël Lapaille, chirurgien à Boudeville de Saint-Aquilin-lès-Pacy. Sa femme Marie Boyvin accoucha en 1663 de trois jumeaux. Les registres de l'Etat-Civil de Pacy de 1598 à 1892, avec des lacunes, ne mentionnent que trois grossesses triples, en 1649, 1663 et 1813. Le triple accouchement de l'année 1649 s'appelle dans le registre paroissial la naissance de « *trois enfants d'une même ventrée* ». Pierre Belhomme fut procureur syndic des habitants en 1663 et mourut en 1672.

PIERRE LORMIER, né vers 1625, mort en 1648 ou 1649, était fils d'Estienne Lormier.

NICOLAS LABBÉ, deuxième du nom, fut procureur syndic des habitants en 1667. Il mourut entre les années 1676 et 1687, après avoir fait partie de la Communauté des chirurgiens de la ville et vicomté.

SÉBASTIEN SIROYE qui signait Sirois, est indiqué comme chirurgien à Pacy en 1655.

THOMAS BUISSON, deuxième du nom, était fils de Josse Buisson et de Jacqueline Godefroy. Marié en 1658 à Claude Cuirot, il mourut dans la grande épidémie de 1661 qui décima la ville de Pacy.

FIRMIN ADAM, premier du nom, né à Menilles, chirurgien à Pacy, marié la même année à Claude Cuirot, parente de la veuve de Thomas Buisson, deuxième, auquel il succéda, fut un des fondateurs de la Communauté et mourut en 1682. M. Eugène Adam, ancien conseiller municipal, est de la même famille.

Tels sont, en y comprenant l'opérateur François Pottier, les treize chirurgiens qu'on trouve à Pacy entre les années 1598 et 1676.

Cette première période est pauvre en documents médico-chirurgicaux.

En 1607, le grand aumônier de France avait la prétention de nommer le chapelain de la chapelle Saint-Léonard sise à la Maladrerie de Pacy, mais les bourgeois de Pacy réclamaient également ce droit qui, pour la cinquième fois, leur fut définitivement confirmé par arrêt du Grand Conseil en 1694.

Un premier arrêt, en date du 14 décembre 1607, avait été rendu en faveur de Blaise de Loubert, écuyer, sieur des Ajoux, administrateur de la Maladrerie et Léproserie de Pacy, élu par les bourgeois, contre maître François Riolan prétendant droit par nomination du grand aumônier de France.

Ce Riolan pourrait bien être François Riolan, né à Paris en 1586, curé de Saint-Germain-le-Vieil, fils aîné de Jean Riolan, d'Amiens, le doyen de la Faculté de Médecine de Paris, et frère de Jean Riolan l'anatomiste.

Au mois de juillet 1610, Anne Chamilly, lépreuse, fut séquestrée et mise en la Maladrerie de Pacy pour y faire sa demeure perpétuelle et y être conduite par le curé de la paroisse avec la croix et l'eau bénite. Les habitants de Pacy devaient lui servir une pension de 90 livres par an et la lépreuse avait en outre la jouissance d'un logis et d'un jardin.

Le 12 octobre 1637, le curé de Menilles, Louis de la Potherie, docteur en théologie, constatait sur son registre des sépultures, la mort de Sébastien Le Sesne, généreux seigneur et patron de Menilles, capitaine de cent hommes, gentilhomme ordinaire de la chambre du roi feu Louis XIII, décédé au grand regret de toute la paroisse. Parmi les témoins il citait le sieur Maignard, docteur et professeur très renommé en la Faculté de Médecine. Il s'agit de Pierre Maignart, né à Vernon, médecin à

Rouen, qui, quelques années plus tard, avec son oncle et confrère Jean de Lampérière, fut mêlé à l'affaire des religieuses de Louviers et les déclara possédées, contre les conclusions plus sages de Pierre Yvelin, médecin d'Anne d'Autriche.

A côté des chirurgiens dont nous connaissons les noms, des sages-femmes se livraient à la pratique des accouchements et assistaient les parturientes, même quand l'enfant à naître était des œuvres illégitimes d'un chirurgien.

Pierre Belhomme, qui portait probablement bien son nom, mena joyeusement la vie de garçon et fut un séducteur en 1641, comme d'ailleurs un de ses frères.

Nicolas Labbé, deuxième, n'étant encore que compagnon chirurgien, marcha sur ces traces en 1650.

Le registre paroissial constate le 23 janvier 1651, la naissance d'une fille procréée hors mariage et des œuvres de Nicolas Labbé, compagnon chirurgien de Pacy. L'enfant étant en péril de mort, fut baptisée dans la maison par la sage-femme Marie-Noelle Labbé, femme de Jean Galquier, écuyer, sieur de Mousseaux. Toutes les sages-femmes n'étaient pas d'aussi grandes dames, car madame de Mousseaux étant une Labbé était d'extraction chirurgicale.

Des documents plus professionnels sont les certificats délivrés par les chirurgiens pour faire obtenir des secours aux pauvres assistés par l'hôpital. Les archives de l'ancien Hôtel-Dieu de Pacy contiennent un certain nombre de ces certificats dûs à Estienne Lormier, Pierre Belhomme et Firmin Adam Ier. La plupart constatent qu'il s'agit de malades ou d'infirmes. Quelques-uns seulement renferment des indications médico-chirurgicales.

Ainsi en 1669, Firmin Adam délivre un certificat pour « apostème et abcès au dolt ».

En 1671, les beaux-frères Lormier et Belhomme s'unissent pour rédiger le certificat suivant qui n'est plus lisible qu'en partie :

« Nous soussignés Estienne Lormier et Pierre Belhomme, M^es chirurgiens à Pacy y demeurant, certifions à tous qu'il appartiendra, que le 15° avril 1671, nous avons veu, visité, pansé et médicamenté Jean Ducelier, demeurant audit Pacy, d'un ulcère qu'il a à la jambe senestre sur l'os dit tibia prosche de la maléole externe, provenant d'une cause ..... varices ..... ulcères ...., bords très durs et calleux ..... Lormier. Belhomme. »

La même année, Firmin Adam délivrait un certificat en ces termes :

« J'ay soubsigné Firmin Adam, maistre chirurgen à Pacy sertifie à tous qu'il apartiendra que se jourd'huy vingt-deusiesme de novembre mil six cents soixante et onze, avoir veu, visité, panssé et médicamenté la personne de Pierre Sauvage d'une fluxion et maladie à les paule et bralt droit aiant faict tous les remède tamps de medecine que de chirurgie, lesquel le patian an est demeuré estropié de laditte maladie dudepuis neuf ou dix mois ou environ, lesquel ne san peu servir et demeuré estropié. Lesquel sertificat je tien véritable. Fait comme dessus. F. Adam. »

Le même chirurgien baillait en février 1673 le certificat suivant :

« J'ay soubsigné confesse avoir veu et visité la personne de Charle Gamache gissant au lict malade d'une fieubvre tiesse avec un grand mal d'estomac, mesme crache du sang par périodes, lesquel dudepuis cinq mois ou environt ne pouvant travailler et a bessoint des remède nescaire pour le faire penser et médicamenter temps des aide de médecine que de chirurgie. Lesquel certificat je tiens véritable. Faict comme dessus. F. Adam. »

Dans le même mois, Pierre Belhomme rédigeait aussi un certificat analogue :

« J'ay soussigné Pierre Belhomme, maître chirurgien à Pacy y demeurant, certifie qu'il y a fort longtemps que j'ai vu, pensé et médicamenté ledit Jacques Quelvée d'une fluxion qui lui tomba sur l'os de la jambe dit teibia prosche l'article qui est très maligne à cause des récidives ..... sang grossier et mélancholique ..... l'os vicié et corrompu ..... Belhomme ».

Ce fut un des derniers certificats de Pierre Belhomme qui mourut l'année suivante à l'âge de soixante-deux ans.

Nicolas Labbé, deuxième, avait alors une cinquantaine d'années et Firmin Adam pas plus de quarante ans. De nouveaux confrères apparaissent : François Vigreux, Nicolas Perrin et Jean Blanbuisson; c'est une autre période qui s'ouvre.

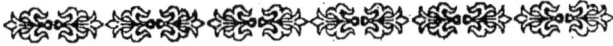

## II. — 1676-1692

Les corps de métiers. — Le lieutenant du 1er chirurgien du roi. — Le commis du 1er médecin. — Répression de l'exercice illégal. — Rapport en justice. — La Communauté. — Le garde juré. — Le tombeau de Cocherel. — Chirurgiens jurés. — Un rappel à l'orthographe.

Au mois de juin 1676, le procureur du roi aux sièges de Pacy assigne les quatorze corps de métiers de la vicomté pour l'élection de leurs gardes-jurés. Le corps des chirurgiens est au nombre des quatorze.

François VIGREUX, originaire d'Houlbec où il dût naître vers 1645, était maître chirurgien à Pacy au moment de cette convocation ; il acheta aussitôt la charge de lieutenant du premier chirurgien du roi qui venait d'y être créée.

Par lettres du 20 août 1676 signées Félix, premier chirurgien du roi, François Vigreux reçut commission de lieutenant du premier chirurgien du roi, commis en la ville et faubourgs de Pacy pour, en son absence, y représenter sa personne et garder les statuts et ordonnances dudit art.

La lecture de ces lettres fut faite à l'audience du bailliage de Pacy le jeudi 29 octobre 1676 et la commission de François Vigreux demeura regréée au greffe pour y avoir recours en cas de besoin.

Puisque François Vigreux, un arrivant, devenait le lieutenant du premier chirurgien du roi, Firmin Adam, son aîné, ne pouvait lui rester inférieur en dignité. Il s'empressa donc d'acquérir la charge de commis du sieur Daquin, premier médecin de Sa Majesté.

Firmin Adam voulut user de suite des droits que lui conférait ce titre et il poursuivit devant le vicomte, juge compétent, la répression de l'exercice illégal de la chirurgie.

Cette première répression de l'exercice illégal se trouve exposée comme il suit dans le registre de la vicomté :

‹ Le premier octobre 1676, Firmin Adam, maître chirurgien de cette ville et vicomté, commis du sieur Daquin, premier chirurgien de Sa Majesté, expose que pour le dub de sa charge, il est obligé de réclamer de notre justice répression de plusieurs abus qui se commettent journellement dans cette ville et vicomté par plusieurs estrangiers au pays, lesquels depuis quelque temps, se sont tenus habitués en cette ville et vicomté où ils exercent, font exercer par leurs mères et enfants l'art de chirurgie avec si peu d'expérience qu'ils ont blessé et estropié plusieurs personnes par les saignées qu'ils ont faites et par lesquels ils abusent et séduisent le peuple par des abus qu'il faut maitriser comme les différentes villes du royaume et d'autant que par les Edits et

Déclarations du roy et l'arrêt du Conseil et du Parlement dont on a fait apparoir en date du mois de janvier 1606, 16 juin 1608, 22 septembre 1606, 26 janvier 1624, 2 novembre 1609, 16 février 1622, dernier août 1621, 25 février 1637, 18 mai 1639, 22 septembre 1646, 30 avril 1647, 30 août 1644, 17 avril 1663, 17 août 1672, mois de février 1656, 28 août 1668, août 1670, janvier 1673 ; aucunes personnes ne peuvent être élues en l'exercice dudit art qu'au préalable il n'ayt été interrogés et tenus capables par les commis des premiers médecins et maîtres chirurgiens des villes et lieux où ils aspirent exercer et ensuite reçus sous serment par devant les baillis ou sous-baillis royaux des lieux ; requérant acte de ses remontrances et de ce qu'il dénonce au procureur du roy les nommés Leshec, Longuet et Huet dont les mères et enfants exercent publiquement et tiennent boutique dans cette ville et vicomté par abus et contravention auxdits Edits, Arrêtés et Réglements.

« Dont acte accordé audit Adam, et ce requérant le Procureur du roy, Nous avons fait défenses à toute personne de quelque état, classe et condition qu'ils puissent être de s'immiscer au dit art de chirurgie dans cette ville et vicomté, qu'auparavant ils n'aient été examinés et trouvés capables par les médecins et chirurgiens commis du premier médecin de Sa Majesté en cette ville et vicomté, reçus par le serment prêté devant nous, à peine de peines et de punition corporelle si le cas y échoit et cependant Ordonnons que les instruments de chirurgie qui se trouvent dans les boutiques seront saisis, et

enjoint au Moyne (Germain Lemoyne, sergent royal)
de mettre incessamment le présent jugement à exécution ».

Firmin Adam est aussi notre premier auteur
connu d'un rapport à faire en justice au mois de
novembre 1676. Un individu en avait blessé deux
autres dans une rixe. Les blessés avaient été extrê-
mement malades et en péril de vie, notamment
l'un d'eux qui dut recevoir le sacrement de l'ex-
trême-onction. Firmin Adam les pansa et médica-
menta, suivant la formule, et le lieutenant civil et
criminel lui enjoignit « de bailler son rapport à l'état
des blessures des plaintifs et de vaquer *une heure*
au présent. »

Peut-être eut-il à cette époque à faire un autre
rapport médico-légal, dans une affaire d'empoison-
nement pour laquelle des nommés Chapelain subi-
rent une détention, tout au moins préventive, dans
les prisons de Pacy.

Le 1er décembre 1676 arriva, C'était le jour fixé
pour la nomination des gardes-jurés des Corps et
Métiers, convoqués dès le mois de juin précédent.
L'Art de chirurgie avait été assigné dans les personne de Nicolas Labbé et Firmin Adam, chargés
de prévenir leurs collègues Nicolas Perrin, François Vigreux, Jean Blanbuisson et autres.

L'élection du garde-juré de l'art de chirurgie qui
établissait définitivement la constitution de la Communauté, eut lieu devant Pierre Maurey, lieutenant
civil et criminel au Bailliage de Pacy, comme le
montre la pièce suivante extraite du registre du
bailliage :

« Le 1er décembre 1676, sont comparus Firmin
Adam, Nicolas Perrin, Nicolas Labbé, tant pour eux
que pour François Vigreux, lieutenant du premier
chirurgien du roi et Jean Blanbuisson et autres,
tous maîtres chirurgiens de cette ville et vicomté,
lesquels ont esleu et nommé pour garde-juré dudit
art de Mestrie le susdit Perrin lequel a fait le serment en ce cas requis et accoutumé et ont signé.
F. Adam, Perrin, Labbé. — Maurey. »

Le garde-juré de l'art de chirurgie en 1676,
NICOLAS PERRIN, n'a pas laissé d'autres traces de
son existence à Pacy qu'il semble avoir quitté de
bonne heure. Un lien existait entre lui et Jacques
Perrin l'aîné, maître chirurgien à Orléans en 1701.
Probablement originaire de Vernon, Nicolas Perrin
retourna peut-être dans sa ville natale. La famille
Perrin exerça en effet la chirurgie à Vernon au
xviiie siècle. On peut citer notamment le chirurgien
Perrin qui, en 1752, était préparateur de Disdier le
Jeune, de l'Académie royale de chirurgie, chez
lequel il demeurait rue des Postes, place de l'Estra-
pade. Ce chirurgien Perrin résidant à Vernon en
1760, s'appelait probablement Jean François Perrin,
né à Vernon, le 22 juin 1723, fils de Jacques-Maclou
Perrin, maître chirurgien et de Anne-Louise Fou-
caux. Il donna dans le *Journal de Médecine*, (tome
XIII, p. 431) des *Observations intéressantes d'anatomie*. Un de ses descendants fut Emile Perrin, di-
recteur de la Comédie-Française.

JEAN BLANBUISSON, absent ainsi que François
Vigreux lors de la nomination du garde-juré, figure
dans l'acte du 1er décembre 1676 comme maître

chirurgien dans la vicomté. Il résidait à Cocherel, hameau qui avec Houlbec, aujourd'hui du canton de Vernon, faisait alors partie de la vicomté de Pacy. Le nom de Jean Blanbuisson est attaché comme témoin à la découverte faite en 1685 du tombeau préhistorique des Hautes-Berges de Cocherel dont Le Brasseur dans son *Histoire Civile et Ecclésiastique du comté d'Evreux* nous a conservé le procès-verbal dressé par le célèbre jurisconsulte Olivier Estienne, alors avocat au bailliage de Pacy. L'ouvrage de Le Brasseur l'appelle, il est vrai, Blaubuisson, mais c'est une faute d'impression comme celle qui donne le nom de Jean Huncy au greffier qui s'appelait Jean Huvey. Le nom de Blanbuisson a encore été porté dans l'art de chirurgie par René Blanbuisson, maître chirurgien à Autheuil en 1696, né à Cocherel et probablement fils du chirurgien de ce lieu.

Au moment où la Communauté des chirurgiens de Pacy est ainsi constituée, une des sources possibles d'informations fait tout à coup défaut; les registres paroissiaux de Pacy présentent une lacune de 1676 à 1687 inclusivement. Nicolas Labbé II⁰ et Firmin Adam I⁰ meurent pendant cette lacune; Nicolas Perrin va à Vernon ou à Orléans; François Vigreux renonçant à son titre de lieutenant du premier chirurgien du roi pour la ville et les faubourgs de Pacy, va faire de la chirurgie à Houlbec, son pays natal, où il donne le premier exemple de réclamations d'honoraires en justice.

Boudeville de Saint-Aquilin, véritable faubourg de Pacy par sa situation topographique, mais judiciairement en dehors de la vicomté, faisait-il néan-

moins partie de la circonscription chirurgicale de
Pacy ? C'est possible puisqu'il fût plus tard assuré-
ment compris dans la juridiction de la communauté.
Dans tous les cas, Boudeville avait pendant cette période au moins un chirurgien Raphaël Lapaille,
beau-frère de Pierre Belhomme et d'Estienne Lormier, échevin et receveur de la Charité de Pacy, avait
été remplacé par Nicolas Delaroche. Les paroisses
qui furent plus tard comprises dans le canton de Pacy
avaient aussi leurs chirurgiens. On trouve, par
exemple, en 1679, honnête personne Jean Bizet,
maître chirurgien à Villiers en-Désœuvre, « bourg
assis en pays françois ». Mais pendant cette lacune,
la Communauté des chirurgiens de Pacy subit une
éclipse.

On la retrouve en 1688 avec deux maîtres chirurgiens jurés Jacques ASSELINE et COCHET connus
par le certificat suivant :

« Nous soubs signez maistres chirurgiens jurez
demeurant à Pacy, certifions à tous qu'il a partiendra que ce jour d'huy vingt-septième avril mil six
cents quatres vingt huict, nous nous sommes exprest
transportées en la maison d'honneste personne
Jasque Boivin marchand demeurant à Boudeville
pour voir et visiter sa fame, auquel nous n'avons
rien remarqué sinon quelques légères contusions
sur l'avant-bras senestre, de plus deux petites enta-
meures ou excoriations sur la main dextre, située
l'unne sur le métacarpe et l'austre sur le doibt du
milieu et plusieurs austres coups dont la malade se
plaint à nous incongnus dont lesdict coups peuvent
estre faictz de quelque compresion d'onglé, de poincs

ou autres chosses semblabbre à nous acconu ; trouvé
ausy la malade émue ; a peut estres guérie dans cinq
à six jours sauf les accidents qui peuvent survenir,
ayant besoin d'estre pensée. Ce que nous certifions
véritable faire comme desus. Asseline. Cochet. »

Si la rédaction de cette pièce laisse à désirer, elle
atteste du moins la prudence des deux chirurgiens
jurés qui durent se présenter le surlendemain
devant le juge compétent, pour affirmer leur certificat :

« Du jeudy vingt-neuf avril 1688, à Pacy, devant
nous Charles Buisson, Cr du roy, vicomte de Pacy :

« Se sont comparus lesd. Asseline et Cochet chirurgiens lq. après serment que leur avons fait fairre
au cas requis, ont affirmé le pnt leur raport véritable
en son contenu dont leur avons donné acte et taxe à
eux accordée selon le regt. Ce q. ont signez. Asseline,
Cochet. — Buisson. »

Le vicomte Buisson qui figure ici était le fils posthume du chirurgien Charles Buisson.

Après ce rapport il n'est plus question de Cochet,
son confrère Jacques Asseline paraît rester seul, la
Communauté des chirurgiens de Pacy décline, sans
toutefois disparaître et c'est celle d'Evreux qui reçoit
à la maîtrise pour Pacy deux fils d'anciens chirurgiens, Pierre Labbé et Firmin Adam, deuxième du
nom.

L'année 1690 nous fait connaître ies démêlés judi-
ciaires de Laurent Joly, docteur en médecine à
Louviers, avec son ancien tuteur, Louis Boyvin,
bourgeois de Pacy. Leur litige dont l'objet ne paraît
pas clair, occupa plusieurs audiences. A l'une d'elles,

Louis Boyvin disait qu'il ne doute pas que le sieur
Joly soit un habile homme dans l'art de médecine,
ayant fait lui-même tout ce qu'il pu pour y contri-
buer, mais qu'il ne s'ensuit pas de là que Joly doit
savoir l'orthographe, ou s'il la sait, qu'il n'ait pu se
tromper.

Laurent Joly n'en passait pas moins pour un
habile médecin. Après les confrères les plus réputés,
J.-B. Porrée et de Houppeville, de Rouen, Robillard,
médecin fameux vers Lyons-la-Forêt, il avait aussi
inutilement qu'eux, soigné une femme incurable
dont la guérison ne put être opérée que par une
visite au tombeau de saint Taurin qui faisait encore
des miracles en 1690, au rapport d'un célèbre médecin
d'Evreux, Michel Nervet, dans l'ouvrage de l'histo-
rien Le Brasseur.

Laurent Joly plaidait encore à Pacy dix ans après
cette date, mais sa réputation n'en subissait pas
d'atteinte auprès du juge qui le chargeait de présider
anx examens d'un chirurgien, Michel Boullot dont il
sera question plus loin.

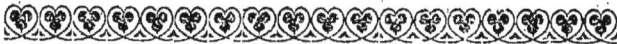

## III. — 1692-1700

Le chirurgien juré royal. — La Communauté d'Evreux.
— Un Ebroïcien oublié. — Epidémie de 1694. — Un
barbier chirurgien à l'œuvre. — L'hôpital. — Coups
et blessures. — Un chirurgien sauveteur. — Claude
Trichard, de Pacy, docteur en médecine. — Armoiries.
— La Cire et le Luminaire.

N Édit de février 1692 avait supprimé les offices
de Commis du 1er médecin et de Lieutenant du
1er chirurgien du roi.

Les gardes jurés étaient également supprimés.

A la place de ces anciens offices on avait établi
dans chaque communauté deux jurés royaux, ou un
seul, suivant l'importance des villes.

Un arrêt du 16 décembre 1692 ordonna que moyennant le paiement de la finance, les chirurgiens des
communautés des villes et faubourgs d'Alençon,
Séez, Mortagne, Argentan, Falaise, Lisieux, *Bernay,
Conches* et *Verneuil* jouiraient en commun des
fonctions et droits attribués aux jurés royaux. Mais
à Pacy l'office de juré royal fut acquis par Pierre
Labbé, le premier reçu des deux fils d'anciens
maîtres.

PIERRE LABBÉ, baptisé à Pacy le 30 mars 1666, était fils de Nicolas Labbé deuxième, et de Jeanne De Launey. Marguillier de la fabrique et maître chirurgien de Pacy dépendant de la communauté des chirurgiens d'Evreux, il acquit le 15 juin 1693, moyennant finance, par le paiement de 200 livres, plus 20 livres pour les frais, l'office de juré chirurgien royal au lieu de Pacy, créé héréditaire par édit du mois de février 1692. Cet office qui le commettait aux rapports dans Pacy et dépendances, entraînait pour son titulaire l'exemption de toutes commissions de syndic collecteur des tailles, aides, impositions, de tutelle, curatelle, sequestre, garde des villes et places, et de tous logements des gens de guerre français et étrangers. Cependant, il devait exercer le titre dudit office conformément aux édits royaux et arrêts du Conseil du 16 février, 22 avril, 2 septembre, 24 novembre, 2 avril 1692 et du 27 janvier 1693 sans que ledit chirurgien soit tenu, tant pour le présent que pour l'avenir, de prendre aucunes lettres.

Reçu chirurgien par les maîtres chirurgiens d'Evreux, Pierre Labbé avait sans doute les mêmes examinateurs que ceux qui sont indiqués dans d'autres actes de réception de l'époque, c'est-à-dire le médecin Thomas Paris et les chirurgiens Huet et Rogerie. La présence du premier dans ce jury donnait une certaine valeur aux examens subis, car il avait fait, pendant plus de trente ans, des cours de chirurgie et d'anatomie à Paris, *cum laude,* dit son biographe.

Quel qu'ait été son jury d'examen, Pierre Labbé, chirurgien juré royal à Pacy, ne jouit pas longtemps de sa charge. A peine âgé de vingt-huit ans, il fut une des premières victimes de la meurtrière épidémie de 1694 où l'on compta deux décès de plus que dans celle de 1661 qui avait décimé la population.

Dans cette épidémie mourut aussi Nicolas Fermelhuis, avocat à Pacy, bailli de Chanu, d'une famille de Vernon qui fournit un peu plus tard à la médecine J.-B. Fermelhuis, docteur de la faculté de Paris, qualifié d'auteur panégyriste par les biographies qui oublient d'indiquer son lieu de naissance.

Cette mort prématurée du jeune chirurgien juré royal mettait fin pour lui au procès intenté contre les deux chirurgiens de Pacy, Jacques Asseline et Pierre Labbé, par Claude Cuirot, veuve du premier Firmin Adam, qui voulait sans doute réserver à son fils en vertu d'un arrêt explicatif de 1692, la situation à laquelle comme fils de maître il pourrait avoir droit, quand il aurait aussi obtenu sa maîtrise.

Ce fils de Claude Cuirot, FIRMIN ADAM, deuxième du nom, né à Pacy le 5 juillet 1671, reçut ses lettres de maîtrise en chirurgie après examen passé le 6 juillet 1695 devant Huet et Rogerie, maîtres chirurgiens d'Evreux.

Vers le même temps la mort le débarrassait encore de la concurrence d'un autre jeune confrère FRANÇOIS VIGREUX, deuxième du nom, fils de l'ancien lieutenant du premier chirurgien du roi de 1676 et maître chirurgien à peine installé à Houlbec. L'ancien François Vigreux y était toujours, sans cesse en procès pour des affaires de tutelle ou pour des contestations d'honoraires avec des clients, ou contre des curés du voisinage qui s'occupaient de médecine.

Firmin Adam, deuxième du nom, n'ayant d'autre confrère à Pacy que Jacques Asseline devenu presque étranger à la pratique, avait donc toute latitude pour prendre malgré sa jeunesse une belle situation.

D'une affaire qu'il eut devant la vicomté le 4 juillet 1697, il résulte que notre maître chirurgien reçu à Evreux par Huet et Rogerie était un barbier-chirurgien, rasant ses clients, entretenant la tonsure des prêtres, pratiquant la saignée, visitant les malades, pansant les plaies, donnant des clystères, appliquant des cautères, faisant, en un mot, tout ce qui concernait son état.

Il s'agissait d'un procès soutenu contre son cousin germain Vincent Demoy, premier huissier audiencier, à propos de la succession du vicaire Michel Demoy. L'affaire est ainsi exposée :

« Me Vincent Demoy, premier huissier audiencier, héritier du défunt, demandeur par exploit du 29 mai, contre Firmin Adam.

« Parties ouïes, sur le premier article des défenses en compensation dudit Adam et après qu'il a juré et affirmé avoir rasé et fait la tonsure du défunt Me Michel Demoy, pbre vicaire du dit lieu, pendant 17 mois, nous avons réglé cet article à 7 livres 10 sols.

« Le second article, pris le serment dud. s. Adam, lequel a dit avoir saigné trois fois et fait plusieurs visites ; cet article régé à soixante sols.

« Le 3e, alloué pour trente sols.

« Le 4e, alloué pour cinq sols.

« Auparavant que faire droit sur le 5e, ordonné

que le s<sup>r</sup> de Sallebonne qui a veu la playe en question sera entendu pour dire ce qu'il connaît être dû
au s. Adam pour ses pansements, visites et sollici-
tations.

« Le 6ᵉ, alloué pour 10 sols, si mieux n'aime le
sieur Demoy faire voir et visiter l'enfant pour connaître s'il n'y a jamais eu de cotaire au bras du dit
enfant par le dit sieur de Sallebonne.

« Sur le septième article après la néance dud.
Demoy d'avoir promis les ports de lettres en question, fasse ledit Adam appeler la dame de Martain-
ville pour savoir si elle lui a donné ordre de les
payer.

« Le huit, alloué pour les 18 sols y contenus après
que le dit Demoy a refusé de jurer sur cet article,
pour quoi les dites refusées, au dit Adam qui a juré
et affirmé qu'elles lui sont justement et loyalement
dues.

« Le 9ᵉ, alloué pour 4 livres.

« Sur le 10ᵉ article, nous avons accordé acte de la
reconnaissance dudit Demoy d'être saisi de quelque
vaisselle dont il ne sait point le poids qui lui a été
mise en gage pour trois livres d'argent prêté et trois
livres pour fourniture de la fosse de la mère dudit
Adam, de laquelle somme de soixante sols le dit
Adam tiendra compte pour argent prêté et de soixante
sols pour couverture de la fosse et cave, laquelle ne
s'est point payée, et sur la demande incidente du
sieur Demoy de 16 sols d'argent prêté, au refus par
lui de jurer et reconnaître qu'ils ont été compensés,
et à l'instant led. Demoy a juré et affirmé qu'il a
joué et perdu avec led. Adam qui l'a satisfait. Pour

quoy condamnation accordée aud. s. Demoy des vingt-quatre sols pour les demandes, dépens réservés. »

S'il est question de ports de lettres dans ce qui précède c'est qu'aux fonctions de chirurgien, Firmin Adam joignait celles de commis à la distribution des lettres. Cette distribution se faisait très irrégulièrement en 1696. Le vicomte enjoignit au commis de l'opérer plus régulièrement, mais Firmin Adam expliqua que les retards n'étaient pas de son fait, puisque par leur envoi préalable à Paris, les lettres parties de Rouen pouvaient mettre quinze jours pour arriver à Pacy.

Le sieur de Sallebonne était sans doute médecin ou chirurgien, nous ne savons où. Un autre médecin dont on parlait en ce temps là était maître Nicolas Dieupart, docteur en médecine, dont la résidence n'est pas indiquée; il avait des intérêts à défendre en justice à propos d'une ferme située vers Houlbec. Auparavant, le nom de Dieupart avait été porté par une belle-sœur du chirurgien Pierre Belhomme.

Bientôt en outre Firmin Adam allait remplir une fonction chirurgicale officielle.

Des lettres du 4 mai 1697 vinrent porter rétablissement d'hôpital au bourg de Pacy, par la réunion de l'Hôtel-Dieu et de la Léproserie et Maladrerie, pour l'hospitalité des malades.

Il fallait nn chirurgien à l'établissement ainsi reconstitué. Jacques Asseline était toujours à Pacy, mais il semble qu'il ne s'y occupait plus de chirurgie, et le 16 août 1697, le chirurgien qui fut nommé aux gages de 15 livres par an par les statuts fait au siège du bailliage, fut Firmin Adam, deuxième du nom. Il est le premier qui ait porté le titre et rempli les fonctions de chirurgien de l'hôpital de Pacy. Ses appointements figuraient au nombre des charges de l'hôpital reconstitué, sous la rubrique : « Les gages à un chirurgien pour panser les pauvres et fournir les onguents et choses nécessaires. »

Le 16 août 1698, Firmin Adam, deuxième, rédigeait un procès-verbal de visite pour coups et blessures sur la personne de Louis Moullin, syndic de la ville de Pacy :

« Nous soub signé Mᵉ chirurgien à Pacy, certifions à tous qu'il a partiendra que ce jour d'hui vingt sisiesme jour d'aoust mil six cents quatre vingt dix huit, que à la réquisition de Marie Vavasseur femme de M. Louis Moulin syndic de la ville dudit Pacy pour voir et visiter et penser et médicamenter ledit sieur Moulin son mary de plusieurs coup qu'il a reçu premiermt sur l'os pariétal partie gauche une playe pénétrant juque à pericrâne de grande longueur viron de deux travers de doibt, plus une autres contusion de longueur viron de trois travers de doibt et plusieurs coup à nous inconnu qu'il dit ressentir ez plusieurs parties de son corps. Les dites blessures nous aparoissent avoir esté fait des coup tranchans comme épée ou sabre ou aulte instrumt à tous semblable et fait, et pour éviter aux axidens qui pouroit s'ensuivre comme fièvre, inflamation, dellire, nous lui avons tiré deux palleste de seng et il est à propos que ledit blessez garde le repos et le régime de vivre pour prévenir les axidents cy dessus. Ce que nous attestons véritable ce dit jour est an que dessus. Aprouvé cinq mot en interlingne. Adam. Pichou. »

La signature qui se trouve à côté de celle d'Adam au bas de cette pièce est celle de CHARLES PICHOU, maître chirurgien à Ménilles, trésorier de l'église de cette paroisse.

Né à Menilles, où il fut baptisé par le curé Tremblier, le 7 octobre 1665, Charles Pichou était fils de Jean Pichou et de Marie Chapelain. Son parrain fut Charles Buisson, fils posthume du chirurgien du même nom, sa marraine Magdeleine Huvéy.

Le 10 février 1694, il est indiqué comme syrurgien par le vicaire Ernoul du Cerisier qui le dit fils de maître Pierre Pichou, mais c'est sans doute une confusion de prénoms. Nous retrouverons le chirurgien Pichou plus tard.

Quant au syndic Louis Moullin, il ne mourut pas des suites de ses blessures par instrument tranchant car nous savons qu'il vivait encore trente-deux ans après les avoir reçues. Firmin Adam l'avait donc pansé et guéri, mais la femme du syndic, quand Adam lui présenta sanote, refusa sans doute la marque effective de sa reconnaissance, car elle fut assignée l'année suivante par notre chirurgien.

Le 10 septembre 1699, le juge compétent décida d'abord que le procès-verbal de visite de la blessure de Louis Moullin fait par Adam serait représenté; puis, le 17 septembre, l'avocat Charles Dumont, suppléant le vicomte absent, rendit le jugement suivant:

« Parties ouyes, veu le procès-verbal de visite f

par les s. F. Adam et Charles Pichou dattée du
26ᵉ aoust 1698, nous avons led. Moulin condamné
payer aud. Adam la s. de quatre livres dix sols, tant
pour le procès-verbal de visite que pour les penssements à luy fts, avec deffense de remiser et surseoir
à l'exécution des présentes de huitne. »

Cette affaire entre Firmin Adam et Louis Moullin
dut amener quelque refroidissement dans leurs
relations à l'hôpital où l'un était appelé comme chirurgien, l'autre comme administrateur.

Le receveur-payeur trésorier de l'hôpital était alors
Jean Huvey, le même qui, comme greffier, s'était
trouvé en 1685 avec Jean Blanbuisson, le chirurgien
de Cocherel, à l'ouverture du tombeau préhistorique
des Hautes-Berges.

Dans le compte de gestion qu'il donna pour 1697-
1700, le receveur Jean Huvey indiqua la dépense
suivante :

« Payé à Firmin Adam chirurgien dudit hôpital,
la somme de soixante livres pour 4 années de ses
gaiges qualité de chirurgien dudit hôpital qui luy
ont esté accordés par les statuts faits audit siège de
bailliage de Pacy le seize aoust mil six cent quatre
vingt dix sept, suivant ses quittances. »

Le 16 août 1697, Adam était parrain de Pierre
Dionis, homonyme et parent peut-être par les Dionis
de Vernon, mais à un degré bien éloigné, du célèbre
chirurgien et anatomiste de ce nom.

Le 28 mai 1700, Firmin Adam eut à constater un
décès dans une circonstance assez tragique. Messire
Charles de Chesnard, écuyer, sieur des Gats, garde
du corps du roi, avait envoyé son petit valet âgé de

quinze à seize ans, faire pâturer sa cavale. L'enfant
partit à cinq heures du matin, et quelques heures
après, la cavale arrivait sur le carrefour de Pacy,
traînant derrière elle le cadavre du valet. Le chirurgien Jacques Asseline se signala au premier rang
des personnes qui arrêtèrent la cavale et il coupa le
licol que le jeune garçon avait eu l'imprudence de
nouer autour de lui. Le cadavre avait la tête entière-
ment cassée et fendue. Le justaucorps et la culotte
étaient complètement déchirés. Le cadavre étant
resté sur le carrefour, messire Chesnard des Gats
obtint du juge la permission de le faire inhumer,
après la visite faite par maître Adam, chirurgien
juré royal.

Ainsi, Jacques Asseline que nous avons vu chirurgien juré en 1688 ne portait plus ce titre supprimé
et passé au deuxième Firmin Adam avec l'épithète
de royal.

Mais peut-être quand il prenait cette qualité pour
la première fois, Firmin Adam n'était il pas sans
crainte relativement à sa situation future, car il
pouvait redouter la venue à Pacy d'un concurrent
bien sérieux, son compatriote Claude Trichard,
pourvu d'un titre supérieur encore, celui de docteur
en médecine de la Faculté de Paris.

Né à Pacy-sur-Eure le 27 novembre 1674, fils d'un
riche marchand et d'Anne Picquet « la mère des
pauvres », frère du lieutenant civil et criminel, fil-
leul d'un fils et petit-fils de chirurgiens et de la
marraine elle même de Firmin Adam deuxième,
Claude Trichard avait été reçu bachelier en méde-

cine le 15 janvier 1699, licencié le 10 décembre de la même année et enfin docteur le 6 avril 1700.

La première thèse de Claude Trichard a pour titre :

*Quæstio medica, quodlibetariis ai-putationibus manè discutienda in Scholis medicorum, die Jovis decima quinta Januarii. M. Carolo Bompart, doctore medico, præside.* An ut aquarum thermalium sic et sanguis vigor à sulphure ? *Domini doctores disputaturi M. Jacobus Souhait, M. Carolus Bompart, præses, M. Claudius Dufresne, M. Carolus Tauvry, M. Antonius Le Clerc, M. Petrus Jacquemin, M. Raymundus Finot, M. Matthæus Thuillier, M. Carolus Marteau. Proponebat Parisiis Claudius Trichard, Pacicus, Ebroïcensis, Baccalaureus medicus. A. R. S. H. 1699. (Resp. affirm.).*

Sa deuxième thèse est intitulée :

*Quæstio medica, quodlibetariis disputationibus manè discutienda, in Scholis medicorum, die Jovis decima decembris : M. Jacobo Minot, doctore medico, præside, serenissimi principis Duci Borbonii medico ordinario.* An Rheumatismo, Thermæ? *Domini doctores disputaturi (Alexis Littre, Philippe-Ignace Save, Pierre-Jean Burette, Louis de Vaux, Pierre Marais, Ch. Contugny, François Afforty, Germain Préaux, professeur royal, Pierre Daquin). Proponebat Parisiis Claudius Trichard, Pacicus, Ebroïcensis A. R. S. H. 1699. (Resp. affirm.).*

Au début de cette thèse, Claude Trichard s'exprime ainsi : *Compressa. solvere, soluta comprimere medicina est. Medicus naturæ minister sagaci causarum n dagatione morborum curationem molitur.*

Il vante les eaux de Bourbon-l'Archambault et il
cite en marges comme chapitres : les eaux de Vic-
le-Conte, de St Myon, de Chateldion de Jaleyrac, —
de St-Floret, de Vic-en-Carladois, des Martres au
territoire de Curran, — les bains du Mont-d'Or en
Auvergne.

Enfin voici sa thèse de Doctorat :

*Quæstio medica, cardinalitiis disputationibus
manè discutienda, in Scholis medicorum, die martis
sexta aprilis M. Alexandro Michaele Denyau, doctore medico, consiliario, lectore et professore regio,
præside.* An oculi sint pathematum idola? (*Resp.
affirm.*). *Proponebat Parisiis Claudius Trichard,
Pacicus, Ebroïcensis A. R. S. H. 1700.*

Reçu docteur en médecine, Claude Trichard alla
s'établir à Vernon, laissant à Pacy et dans la vicomté
la place libre à Firmin Adam deuxième et à la communauté des chirurgiens reconstituée.

A cette époque en effet et quand un autre siècle
commençait, la communauté des chirurgiens de
Pacy devait être reconstituée puisqu'ainsi que les
autres corporations existantes, elle aurait reçu ses
armoiries de D'Hozier et que l'enregistrement en
aurait été taxé à vingt-cinq livres.

Cependant les chirurgiens de Pacy n'auraient pas
été assez nombreux pour former à eux seuls une
corporation et ils auraient été réunis aux boulangers
et aux bouchers.

La communauté mixte des boulangers, bouchers
et chirurgiens de Pacy avait pour blason : Tiercé en
pal au premier d'or à une pelle de four de sable en
pal, chargée de trois pains d'argent ; au deuxième,

de gueules à un fusil de boucher d'argent, aussi posé en pal ; et au troisième d'azur, à une lancette d'argent emmanchée et clouée d'or.

Mieux partagés encore étaient les chirurgiens de Beaumont-le-Roger, Breteuil, Conches, Damville, Gisors, Louviers, Pont-Audemer et Pont-de-l'Arche qui formaient à eux seuls des corporations distinctes et sans mélange, avec des armoiries d'azur ou d'argent, à un rasoir ou à une spatule, à un saint Cosme et un saint Damien ! Il est vrai que le rasoir des chirurgiens de Damville et la boîte à onguents de ceux de Beaumont le-Roger rappelaient encore singulièrement les communautés mixtes des chirurgiens et perruquiers de Bernay, des chirurgiens et apothicaires de Verneuil ; mais la chirurgie, en plein progrès à Paris, n'avait pas à rougir en province de ses modestes origines.

D'ailleurs, cette communauté mixte des boulangers, bouchers et chirurgiens de Pacy, n'a laissé de traces que par les armoiries de D'Hozier et elle a dû exister si peu de temps, qu'au moment même de la publication de son blason et dès la première année du dix-huitième siècle, les chirurgiens de la ville et vicomté de Pacy formaient déjà avec les sages-femmes une communauté spéciale.

D'après des documents locaux de l'année 1696, les arts et métiers de la ville et vicomté de Pacy organisés en corporations, étaient encore au nombre de quatorze comme vingt ans auparavant, et dans ce nombre les chirurgiens, ayant pour patron saint Luc, formaient une corporation distincte de celle des bouchers, ayant pour patron saint Jacques, ainsi que de

celle des boulangers, ayant pour patron saint Etienne.
Il en faudrait peut être conclure que la corporation
mixte révélée par les armoiries de D'Hozier est une
création de toutes pièces ayant la même valeur his-
torique que tant de généalogies fabriquées.

Un fait plus certain c'est qu'à Pacy, chaque corporation d'arts et métiers était en même temps une
confrérie ayant un roi, celle des chirurgiens comme
les autres. Le nouveau maître pour sa réception
payait la cire et le luminaire devant l'autel ou l'image
du saint dans l'église : 2 livres de cire en poids pour
3 livres de cire en argent.

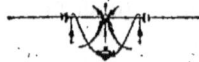

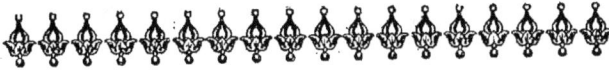

## IV. — 1701-1730

La Communauté des chirurgiens et sages-femmes. — Matière médicale. — La veuve d'un chirurgien. — Le garçon de boutique. — Un père cordelier. — Taxe de 1705. — Hiver de 1709. — Un intrus. — Opération césarienne. — Faux serments. — Aménités chirurgicales. — Rapports confraternels. — Diagnostic et thérapeutique.

E N 1701 la Communauté des chirurgiens de la ville et vicomté de Pacy comprenait Firmin Adam et Jacques Asseline à Pacy, Charles Pichou à Menilles et François Vigreux père à Houlbec. Quant à Nicolas Delaroche, chirurgien à Boudeville, il ne faisait pas partie de la vicomté. Asseline ne tarda pas à mourir.

Cette communauté rétablie différait de celle de 1676 en ce que les sages-femmes y étaient réunies aux chirurgiens. En outre les chirurgiens ne relevaient plus du siège de vicomté pour les affaires de leur communauté, mais d'une juridiction nouvelle, la lieutenance-générale de police, dont l'institution avait coïncidé justement avec la réorganisation des corporations.

De l'année 1701 date aussi le premier document sur la matière médicale. C'est un reçu d'Adam pour ses fournitures à l'hôpital, dans lequel il énumère la casse, la rhubarbe, le séné, le cristal minéral. la manne et le miel.

En 1702, un chirurgien du nom de Claude-Jean Prévost existait dans les environs de Pacy, peut-être à Vaux-sur-Eure, mais il semble cependant étranger à la vicomté.

En même temps, MICHEL BOULLOT, originaire d'Isigny, reçu antérieurement chirurgien pour les villes de Langres en Champagne et de Meaux en Brie, homme veuf, vint demeurer à Menilles où il prit une seconde femme en 1702. Il faisait accessoirement de la chirurgie depuis environ un an dans cette paroisse quand il manifesta l'intention de s'y établir définitivement comme chirurgien. Cette prétention le fit aussitôt entrer en lutte avec Firmin Adam et Charles Pichou qui défendaient les privilèges de leur communauté. Ils lui contestèrent son titre de chirurgien et le droit d'exercer dans la vicomté. Le juge compétent déclara que Michel Boullot prendrait jour avec les maîtres chirurgiens pour être interrogé par eux en présence du sieur Laurent Jolly, docteur en médecine à Louviers et être ensuite reçu maître chirurgien en la vicomté s'il en était reconnu capable.

Cet examen n'ayant pas eu lieu dans le délai fixé, Michel Boullot assigna Firmin Adam pour l'indication d'un nouveau jour qui fut le 5 janvier 1703. Mais soit que l'examen n'ait pas eu lieu, soit que le candidat n'ait pas été admis ou soit plutôt qu'il ait

quitté la localité, on voit par la suite que Michel
Boullot ne fait pas partie des chirurgiens de la
vicomté et s'il conserve pendant plusieurs années de
nombreux intérêts à Menilles, il ne semble pas y
habiter.

En 1704, Adam comme chirurgien juré royal était
appelé à taxer un mémoire de pansements et médicaments faits et fournis par Nicolas Delaroche, le
chirurgien de Boudeville.

François Vigreux père, toujours à Houlbec, y
mourut en 1704 ou 1705, âgé d'environ soixante-cinq
ans. Sa veuve Louise Leclère avait, selon l'usage du
temps, le droit de jouir du privilège de son mari en
faisant sa déclaration à la justice et en faisant prêter
serment par son garçon de boutique. Louise Leclère
dont le garçon de boutique était son second fils
Jacques Vigreux, négligea ces formalités qui lui
furent rappelées par le lieutenant de police en 1705.
Un mémoire de pansements opérés et de médicaments
fournis par son garçon de boutique et dont elle
réclamait le payement à un client, fut soumis au
contrôle d'Adam, chirurgien juré royal, qui, pour
ses honoraires, fut taxé lui-même à 15 sols par le
vicomte.

Mais le lieutenant de police évoqua la même
affaire devant son siège.

« Sur l'avis qui nous a été donné que la V^re Vigreux poursuit au siège de vicomté Michel Dufossé
de la paroisse de Houllebeq pour voir liquider les
pansements et médicaments qu'elle lui aurait fait
faire et fournir pendant sa maladie et cure d'un
abcès par le ministère de son garçon de boutique et

que le chirurgien juré royal de cette ville a été
nommé d'office pour liquider ledit état de pansements et médicaments, et d'autant que cette matière
est de la compétence de ce siège suivant l'arrêt du
Conseil rendu entre le lieutenant général de police
de Tours et les officiers du bailliage de ladite ville
le 9 janvier 1701, que d'ailleurs cette veuve ne peut
jouir du privilège de son mari qu'en faisant sa déclaration au siège de police et faisant prêter serment
par son garçon de boutique, ce qu'elle n'a pas fait,
c'est pourquoi nous faisons défense audit Michel
Dufossé et à ladite veuve Vigreux de procéder pour
raison de ce ailleurs qu'en ce siège et audit Adam
d'en délivrer aucun procès verbal que par devant
nous s'il était ordonné, à peine contre chaque con-
trevenant de chacun 50 livres d'amende. »

Ce n'était là qu'un des nombreux épisodes de la
lutte d'attributions et de compétence engagée entre
le lieutenant de police Jacques de Beausse et le
vicomte Charles Buisson.

Une autre lutte d'attributions dans laquelle Adam
était engagé directement nous montre un côté cu-
rieux des usages de l'époque.

Le 17 novembre 1704, Jean Racoir, nouvellement
investi de l'office de marguillier perpétuel de la
fabrique de l'église de Saint-Aubin de Pacy, Firmin
Adam et Jean Hochon, trésoriers en charge depuis la
Toussaint, furent assignés devant le lieutenant de
police pour fournir « un logement au père prédicateur envoyé par l'évêque pour prêcher l'Avent, lit,
linge, bois, chandelle, tables, chaises et agir suivant
l'ancienne coutume pour sa nourriture, chacun à son

tour, auprès des bourgeois, vu que par leur mésintelligence, le père cordelier ne sait où se retirer. »

La cause de cette mésintelligence était un conflit
d'attributions entre les marguilliers.

Un édit royal du mois de février 1704 avait créé
un office de Trésorier-Receveur-Payeur des revenus
et de Marguillier perpétuel de la paroisse de Saint-
Aubin de Pacy. L'aubergiste Jean Racoir, titulaire
de l'emploi nouveau, avait même versé 300 livres le
28 août 1704 pour la finance de son office.

Les attributions du marguillier perpétuel avaient
été définies par l'édit royal de création.

Il devait faire la recette et dépense des revenus,
avoir la garde des archives, régler et arrêter les
mémoires des frais funéraires tant pour ce qui
regarde la fabrique que pour ce qui regarde les jurés
crieurs, les percevoir à son profit, un sol pour livre
en sus des frais qui lui sont attribués par l'édit et
par l'ordonnance du Conseil du 29 avril 1704. « Aura
rang, disait encore l'édit, immédiatement après les
marguilliers honoraires, s'il y en a, et le premier
rang s'il n'y en a pas, et aura 18 livres de gages
effectives par an. »

En ce temps d'habitudes dévotes, le nouvel office
était de nature à rapporter honneur et profit à Jean
Racoir; aussi, les trésoriers en charge virent la
création du nouvel office d'un mauvais œil.

Quand le père cordelier envoyé par l'évêque, vint
pour prêcher l'Avent, les deux trésoriers en charge
Firmin Adam et son cousin Jean Hochon, invités à
à pourvoir à ses besoins selon la coutume, se consi-

dérérent comme déliés de leurs obligations par la nomination du marguillier perpétuel et laissèrent l'entretien du cordelier à Jean Racoir qui, de son côté, ne voulut pas l'accepter.

Cependant Adam et Jean Hochon, depuis leur entrée en charge le 2 novembre, avaient fait la quête conjointement avec Jean Racoir, mais quand il s'agit d'entretenir le père cordelier, les trois compères se trouvèrent d'accord pour repousser cette obligation.

Le prédicateur allait-il continuer à errer dans la ville comme une âme en peine et à être renvoyé ainsi de Caïphe à Pilate? Pour mettre fin à cette situation, le procureur du roi assigna Adam, Jean Hochon et Racoir devant le lieutenant général de police.

Ce magistrat rendit le 27 novembre 1704 un jugement par lequel Adam et Jean Hochon restaient trésoriers électifs, ayant été dûment élus par les trésoriers sortants, Sébastien Moullin et Alexandre Lavertu, et qui décidait en outre que Jean Racoir logerait chez lui le prédicateur pendant l'Avent et que l'on règlerait la dépense plus tard.

Dans cette dépense dont nous ne connaissons pas le règlement, entra sans doute l'indemnité pécuniaire que l'on accordait au prédicateur pour reconnaître l'excellence de ses sermons. Cette coutume de payer le prédicateur était non moins ancienne que celle de l'héberger.

Ainsi, l'Avent de 1644 avait été prêché par un père jacobin auquel les habitants accordèrent une gratification de 20 livres, dont 12 livres payées par la Léproserie.

En 1705, les corps d'arts et métiers de la vicomté de Pacy eurent à s'acquitter d'une taxe de 330 livres imposée par le Conseil du roi. La communauté des chirurgiens et sages-femmes fut comprise au rôle pour 13 livres 10 sols. La répartition en fut ainsi faite : Adam et Pichou, chirurgiens, chacun 1 livre 10 sols, la veuve Vigreux, chirurgien, 8 livres 10 sols ; la veuve Nicolas Deshayes, sage-femme, 15 sols, la veuve Foucault, sage-femme, 10 sols, la femme de Jean Jumeau et la veuve Trichard dite Teinturière, sages-femmes, chacune 7 sols 6 deniers.

A la suite du terrible hiver de 1708-1709, la disette fut générale en France. A Pacy, les pauvres allèrent couper les pois et les fèves dans les champs pour les manger sur place ; on mangea jusqu'à de l'herbe coupée dans les prés de Boudeville, des *trousses* ou fagots de cette herbe furent vendus pour la consommation. Les céréales étaient hors de prix. Le blé qui, année moyenne, valait 42 sols le boisseau, se vendit jusqu'à 13 livres. Il fallut venir en aide aux nécessiteux. On dressa la liste des pauvres à assister et celle des gens aisés qui devaient fournir des secours. Firmin Adam fit partie de la commission chargée de dresser ces listes qui donnèrent lieu à de nombreuses réclamations et durent être recommencées.

La disette des grains multipliait le nombre des marchands de blé. Tout le monde se livrait à ce commerce ou se faisait inscrire pour l'exercer. Peut-être n'était-ce qu'un moyen de mieux assurer sa

propre subsistance. Par spéculation ou autrement
Adam fit comme les autres ; et comme il était de la
religion catholique, apostolique et romaine, il obtint
l'autorisation de faire le trafic de blés tant au marché
de Pacy qu'aux marchés voisins.

Les finances de l'Etat étant à bout, les corps
des arts et métiers de la vicomté de Pacy furent
frappés d'une nouvelle taxe de 220 livres. La communauté des chirurgiens et sages-femmes y
contribua pour 7 livres dont nous n'avons pas la
répartition.

Nicolas Delaroche, le chirurgien de Boudeville,
mourut le 24 octobre 1710 à l'âge de cinquante-trois
ans. Il fut inhumé le lendemain dans l'église de Pacy
comme un mort d'importance.

Quelques mois auparavant, le chirurgien JACQUES
LALEMAND, reçu à Evreux en 1692 pour les paroisses d'Ivry et de Garennes, était venu essayer de
se fixer à Pacy sans se soumettre aux formalités
nécessaires. Il ouvrit boutique et mit pour enseigne
un plat bassin. Aussitôt Firmin Adam le poursuivit
devant le lieutenant de police qui, ayant vu l'ancien
acte de réception de Lalemand, le dispensa d'un
nouvel examen, mais l'obligea aux autres formalités. Le droit d'entrée dans la communauté était
d'après l'édit de 1692, de 75 livres dont il n'aurait eu
cependant à payer que la moitié.

Voici d'ailleurs comment cette affaire est exposée
dans le registre de la Lieutenance de police, à l'audience du 26 juin 1710, devant le juge Jacques de
Beausse :

« Firmin Adam, chirurgien juré royal en ce lieu,

demandeur par exploit de ce jour, contrôlé en ce lieu, jouxte Jacques Lallemand.

« Les parties renvoyées à l'issue. A laquelle issue s'est comparu le demandeur assisté de maître Barthelémy Adam, son procureur, lequel nous a remontré que ledit Lallemand sous prétexte d'être chirurgien serait venu en cette ville s'establir pour en faire la profession et pour cet effet aurait ouvert sa boutique et mis à sa porte pour enseigne un plat bassin, ce qui auroit donné lieu au dit demandeur de se saisir dudit bassin et de faire adjourner à ce dit jour, lieu et heure ledit Lallemand pour se voir condamner à l'amende telle qu'il plaira au procureur du roy conclure et aux inthérests de la communauté des chirurgiens de cette ville et se voir faire défenses de faire aucunes fonctions de son art sur plus grandes peynes attendu qu'il n'a ni qualité ni titre de professer l'art de chirurgie en cette dite ville sans avoir au préalable été reçu maître et subi les examens aux termes des statuts et notamment de l'édit du roy du mois de feburier 1692 représenté, à quoi il conclut.

« Et par le dit Lallemand a été dit qu'il est receu maître chirurgien par les maîtres jurés de la ville d'Evreux suivant l'acte du 25 octobre 1692 qui fait voir qu'il a été examiné dans toutes les formes et trouvé capable tant par médecins que chirurgiens les plus experts de la ville d'Evreux, Bretheüil et Laigle comme il est mentionné dans le dit acte; et comme le dit Adam qui a formé le haro par une violence jusqu'à maltraiter le dit Lallemand n'a pas été receu d'une si belle manière ni avec autant de

précautions, il n'a pas lieu, de dire que le dit Lallemand n'a aucune qualité, ne pouvant pas montrer
une réception aussi authentique que celle qu'il
représente; l'ayant traisné de telle manière qu'il
n'aurait eu que le temps de se saisir de ses papiers
pour venir se défendre, n'étant pas l'usage dans les
lieux de la juridiction d'user de telle violence quand
il auroit eu le bon droit, mais bien par une assignation à jour et heure certaine sans avoir attendu à ce
jour d'huy, jour de marché, le venir ainsi violenter.
C'est pourquoi il soutient à tort le haro dont ledit
Adam demeurera condamné en ses intérêts, dommages et dépens, à joindre qu'il nous auroit présenté
sa requête dès le dix-sept avril dernier où il nous a
énoncé les raisons ci dessus et qu'il était maître
chirurgien.

« Par ledit Adam a été dit et soutenu qu'on ne
doit avoir aucun égard à la lettre de maîtrise du dit
Lallemand d'autant qu'elle ne lui a été accordée que
pour faire la profession de son art de chirurgie seulement dans les paroisses d'Ivry et Garennes et non
ailleurs, à joindre qu'il ne fait point représentation
du serment qu'il a dû prêter devant le sieur lieutenant général d'Évreux comme il y étoit obligé, et
que supposé qu'il eût subi les examens dans le temps
y mentionné, il ne pouvait faire aucune fonction de
chirurgie en ce lieu puisque par l'édit de création
des officiers de ce siège, les arts, métiers et communautés ont été divisez et renfermez dans chacun leur
détroit, ledit Adam ayant été reçu maître dudit
métier pour Pacy suivant sa lettre qu'il en représente dattée du 6 juillet 1695 et fait le serment en tel

cas requis; ainsi qu'il n'y a aucune contestation con-
cernant sa lettre de maîtrise, méconnaissant avoir
usé d'aucunes voies de fait en la personne du dit
Lallemand lequel dit Adam n'a point refusé de recevoir sa requête par lui présentée, au contraire a toujours tendu les mains aux fins d'icelle à la charge par
le dit Lallemand de faire les examens et de payer ce
qu'il convient au désir des statuts et arrêts du Conseil;
ainsi mal à propos ledit Lallemand a ouvert boutique
et pendu son enseigne puisque le dit Adam n'a jamais
refusé de le recevoir et qu'il est encore prêt de le recevoir aux susdites charges, pourquoi reprend ses
conclusions estimant ses intérêts à cinquante livres.

« Et par le dit Lallemand a été dit qu'il n'a pas
besoin d'autre réception que celle qui a été faite de
sa personne par d'aussi experts médecins et chirurgiens que sont ceux qui l'ont reçu comme il paroît par
le dit acte et ce serait profaner l'art s'il se soumettait
à l'examen dudit Adam lui qui n'a été receu que par
les sieurs Huet et Rogerie longtemps après ledit
Lallemand, et comme ledit Adam n'a pas été reçu
en ce siège non plus et bien moins que lui qui nous
a donné sa requête, il se rencontre tout au moins en
parité et degré, pourquoi soutient qu'il doit être receu
en ce dit siège puisqu'il a payé les droits de sa
réception aussi bien qu'a pu le faire ledit Adam,
reprenant ses premières conclusions.

« Et par le dit Adam a esté dit que les raisons
finales dudit Lallemand ne méritant point de ré-
ponse, il persiste aux soutiens par luy cydevant faits
comme étant maître chirurgien royal reçu et imma-
triculé en ce siège.

« Par ledit Lallemand a été dit que c'est une sup-position de dire qu'il y ait une communauté en cette ville puisque le dit Adam y est seul.

« Par le dit Adam a été soutenu au contraire qu'il y a une communauté de chirurgiens en cette ville, justifiant à cet fin de l'édit du roi du mois d'août 1709 en suivant le roole arrêté au Conseil en consé-quence.

« Par ledit Lallemand a été soutenu que ledit roole ne fait point de communauté puisqu'il est vrai qu'il n'y a que ledit Adam seul, étant encore vrai qu'il y a encore un chirurgien à Menilles paroisse de cette vicomté.

« Par le dit Adam a été dit que la communauté a été composée il y a quelques années de quatre chirur-giens dont deux sont décédés et deux qui sont actuellement vivants et la veuve d'un défunt qui jouit de ses privilèges.

« Pour quoy oüy le procureur du roi qui a dit qu'il estime le haro incivil, sauf au dit Adam à se pourvoir pour nouvelle action avec dépens.

« Sur quoy, Nous disons auparavant que de faire droit, les parties produiront par devant nous et joindront à leur production les statuts pour être fait droit dans ce jour.

« Et dudit jour, Devant nous Juge susnommé, veu l'interrogatoire et réception dudit Lallemand prêté devant les sieurs Paris, Huet et Rogerie, médecin et chirurgiens de la ville d'Evreux du dit jour 25 octo-bre 1692, Nous avons dispensé le dit Lallemand de prêter nouvel interrogatoire, à la charge de faire

registrer le dit acte en ce siège pour y avoir recours
quand besoin sera, de garder et observer les ordonnances, arrêts, règlements et statuts dudit art, arrêtés par les chirurgiens de cette ville et chatellenie et
par nous approuvés le dix février 1701, de porter
honneur et respect aux anciens maîtres, de payer
trente-sept livres dix sols à la bourse commune
moitié de soixante et quinze portés en l'édit du mois
de février 1692 suivant l'article quatre dudit édit.
Dont et du tout il a fait sa soumission et le serment
au cas requis et accoutumé, et jusque à ce, défenses
de faire aucunes fonctions dudit art ni d'ouvrir boutique à peine d'être extraordinairement procédé à
l'encontre de lui et autres portés audit Edit. Ce que
ledit Adam a signé avec son procureur et ledit Lallemand refusé signer. Le plat bassin sur luy saisy luy
sera rendu quoi faisant. ADAM. ADAM. DE
BEAUSSE. »

Ce jugement semble assez équitable. Il maintenait
les droits de la communauté et dispensait Lalemand
de l'inutile et blessante formalité de l'interrogatoire.
Cependant le refus de signer de la part de Lalemand
semble indiquer qu'il n'était pas satisfait, et comme
nulle part ailleurs il n'est plus question de lui dans
les archives locales, il est probable qu'il quitta Pacy
pour aller dans un autre centre.

La Communauté des chirurgiens n'allait pas tar-
der à compter un autre membre. JACQUES VIGREUX,
l'ancien garçon de boutique de sa mère Louise
Leclère, était maître chirurgien à Houlbec en 1715.
Il se fournissait de drogues à Rouen chez le sieur
Addée.

Ancien trésorier de la fabrique de l'église de Saint-
Aubin de Pacy, ancien syndic des habitants, Firmin Adam eut bientôt l'occasion de faire une opération assez rare.

Le 19 février 1718, une femme de la paroisse de
Pacel étant morte en couches, Adam pratiqua l'opération césarienne et retira du corps de la morte un
enfant vivant qu'il baptisa aussitôt.

Le 21 mai de la même année, Adam, veuf depuis
vingt-et-un mois, épousa dans la même paroisse de
Pacel, Marie Chamilly, veuve de Guillaume Foucault. On se souvient qu'une veuve Foucault était
sage-femme dans la communauté en 1705.

Léger Renoult, habitant de Pacel, étant tombé
malade l'année suivante, fut soigné par Adam ; le
mal empirant, Claude Trichard, le docteur en médecine, fut appelé de Vernon en consultation. Le patient succomba. Dans l'inventaire de sa succession
dressé le 19 mai 1719, on lit : « Pour la maladie du
défunt est dû à M. Trichard médecin, 3 livres, à
M. Adam, chirurgien, pour ses pansements, 4 livres
10 sols. »

En 1720, Jacques Vigreux était en procès avec
deux de ses clients, les frères Ledoyt. Il leur demandait le payement d'un mémoire de pansements
et de leur côté ils réclamaient un alambic et un livre
de médecine prêtés auparavant au chirurgien d'Houlbec. Celui-ci prétendait au contraire qu'il était bien
et dûment propriétaire du livre et de l'alambic pour
les avoir achetés. Ses adversaires lui déférèrent le
serment qu'il refusa de prêter ; il fût condamné à
restitution. Il rendit donc l'alambic, mais en mau-

vais état, sans cucurbite ni fourneau, et au lieu du livre de médecine réclamé, qui était un in-folio de la grosseur d'une légende, il rapporta un livre traitant de chirurgie avec estampe du corps humain. Les frères Ledoyt ne voulant pas reconnaître ces objets comme étant ceux dont il s'agissait, Jacques Vigreux offrit d'affirmer le contraire sous serment; mais les autres refusèrent de s'en rapporter à ce genre de preuve que le chirurgien leur paraissait avoir beaucoup trop d'empressement à prêter. Celui-ci leur répondit, sans jeu de mots, qu'il avait le bras aussi libre que Ledoyt.

Il est certain, en effet, qu'une des deux parties au moins ne reculait pas devant un parjure.

Comme exemple de la candeur des mœurs rurales on peut citer les invectives échangées entre Pichou et un de ses voisins. A propos d'un lopin de terre, ils s'adressèrent des injures qui les amenèrent devant le bailliage le 21 juin 1725.

Charles Pichou se plaignait qu'Hébert l'eût traité de bougre de gredin et de gueux de cornard et qu'il eût appelé sa femme une puante et une vilaine, étant allée et allant encore se faire trousser ses jupes. Outré de ces injures, Charles Pichou avait répondu en appelant son voisin bougre de scélérat et bougre de gueux. Mais Hébert se défendait en disant que Pichou avait commencé en l'appelant bougre de fripon et bougre de scélérat, invectives auxquelles Hébert avait répondu à Pichou : Bongre de gueux, tu devrais être croché depuis dix ans et je te rendrai mieux ta terre que tu ne rendras les écus à Nicolas Renoult que tu as volé.

Les relations de chirurgien à chirurgien n'étaient pas non plus toujours bien confraternelles.

Le chirurgien Pierre Plaisance dont le domicile était peut-être à Autheuil ou La Croix-Saint-Leufroy, poursuivait en 1727 Jacques Vigreux devant la vicomté, parce que celui-ci s'était permis de lever en son absence un appareil sur un malade de la paroisse de Chambray.

Jacques Vigreux avait aussi un procès devant le même siège contre Firmin Adam qui gagna.

Adam continuait toujours ses fonctions à l'hôpital; plusieurs certificats nous renseignent sur ses diagnostics et sa thérapeutique. Dans un cas, il s'agit d'une maladie langoureuse avec fièvre continue, oppression de poitrine et convulsions; — une autre fois, d'une humeur bilieuse, vomissement continuel et cours de ventre; — dans un troisième cas, d'ulcère phagédénique sur la jambe dextre et sur la malléole externe de la senextre.

Voici d'ailleurs la reproduction textuelle de trois autres certificats :

I. — J'ay chirurgien de l'ospital de Pacy, certifie à tous que la femme de Pierre Chedeville est malade d'une fieuvre à son lit de couches et a besoin d'alliments pour le rétablissement de sa santé, ce qui m'a obligé de la seigner du pied.

Fait ce 23 décembre 1728.        ADAM.

II. — J'ay chirurgien de l'ospital de Pacy certifie que le d. Siot est actuellement malade à la jambe de deux apsez dont j'ai fait ouverture ; c'est pourquoy il a besoin d'aliments pour le rétablissement de sa santé. Ce que je certifie véritable.

Ce jour d'huy, ce 21 janvier 1730.

ADAM.

III. — J'ay sertiffie chirurgien que la d. Vve Jourdin, est malade de lad. maladie qui sont cinq ulcères à la jambe qui la met hors d'estat de gagner sa vie.

Fait ce 7 juin 1730. ADAM.

Tous ces derniers certificats, depuis l'année 1729, sont d'une écriture bien fatiguée, annonçant une fin prochaine. Il mourut le 22 septembre 1730, à l'âge de 59 ans, après avoir été pendant 33 ans chirurgien de l'hôpital; il fut inhumé dans l'église.

Il laissait un fils alors âgé de 32 ans, *Firmin Adam*, troisième du nom, qui fut également chirurgien à Pacy, comme son père et son grand-père, mais qui semble n'être pas resté dans le pays où il a laissé très peu de traces.

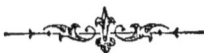

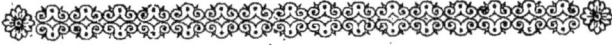

## V. — 1730-1747

Le mets de mariage. — Une bénédiction féconde. —
Rappel à la légalité. — Un nouveau lieutenant. —
Un apprenti chirurgien. — Les cabrots. — Un spécialiste de Vernon. — Remèdes et médecins. — Une mort
subite. — La bâtarde d'un grand seigneur. — Réception d'un chirurgien. — La messe au cabaret.

A succession chirurgicale de Firmin Adam
deuxième fut recueillie par le chirurgien Michel Guillot dit Deslemberts.

Michel GUILLOT DESLEMBERTS, fils d'un
maître chirurgien de la paroisse de Bois-Leroi,
était venu à Pacy vers 1725, probablement comme
garçon chirurgien chez Adam, et il avait failli se
faire incorporer dans la milice comme célibataire.

Pour éviter le retour de cet inconvénient, il se
hâta de se marier, pressé d'ailleurs par une raison
d'une nature plus intime. Le mariage eut lieu en
1726 dans la paroisse de Fains, du consentement du
curé de Pacy qui bénit le lit des époux et reçut d'eux
le mets de mariage.

Ce mets de mariage consistait en une épaule de
mouton, deux pintes de vin et deux miches qui
devaient être apportées au presbytère par les nou-

7

veaux époux le jour de leur mariage ou le lendemain
au plus tard. Le mets n'était point dû quand les
époux mariés à Pacy, mais n'y devant pas demeurer,
allaient coucher dès le soir dans leur véritable domicile.

La naissance d'une fille, trois mois seulement
après le mariage de Guillot Deslemberts vint prouver que la bénédiction du lit nuptial par le curé
avait porté des fruits précoces.

En inscrivant la réception du mets de mariage, le
curé avait donné à Deslemberts le titre de chirurgien; cependant quatre ans plus tard il ne l'était pas
encore bien régulièrement, en juin 1730, aux yeux
du procureur du roi qui lui suscita quelques diffi-
cultés. Adam vivait encore. Jaloux de ses prérogatives de chirurgien juré royal, aurait-il laissé pendant quatre ans Deslemberts exercer sans titre? Ce
n'est pas probable. La poursuite ne fût pas faite à sa
requête, mais à celle du procureur du roi, Nicolas
Chapelain, proche parent de la femme de Guillot
Deslemberts.

Le 15 juin, cette contestation fut donc portée au
bailliage devant le lieutenant civil, criminel et de
police par le procureur du roi « lequel nous a dit
qu'ayant su que Michel Guillot se disant chirurgien
contre et au préjudice des arrêts et règlements con-
cernant la police, se serait permis de faire apendre
une enseigne et plats devant la maison qu'il occupé
et que même il se prépare de faire mettre une montre à une boutique de ladite maison pour faire con-
noistre au public qu'il est en droit d'exercer l'art de
chirurgie, ce qu'il ne peut faire sans y être autorisé

par nous du consentement du procureur du roy et
qu'il nous apparoisse de sa réception faite et suivant
et conformément aux arrêts et règlements pour ce
intervenus, et qu'en conséquence il ait prêté serment
devant nous, requiert, veu l'entreprise faite par ledit
Guillot que nous ordonnions que ledit Guillot soit
assigné par devant nous pour raison de son entreprise, que cependant deffenses luy soient faites de
passer outre et qu'il soit condamné de faire abattre
son enseigne à peine de 50 livres d'amende; sur
quoy faisant droit nous avons accordé mendement
audit procureur du roy aux fins de son réquisitoire. »

L'affaire revint huit jours après devant le juge;
mais Guillot Deslemberts montra sans doute qu'il
était en règle ou s'y mit bientôt, pour avoir le droit
d'ouvrir boutique, d'y faire placer les vitrages chi-
rurgicaux distinctifs et réglementaires et d'y sus-
pendre pour enseigne les bassins jaunes de la corporation, ceux des barbiers-perruquiers étant des bassins blancs. Toujours est-il que Guillot Deslemberts
cessa d'être inquiété et que bientôt même il occupa
une situation officielle, car aussitôt après la mort de
Firmin Adam, il le remplaçait comme chirurgien de
l'hôpital.

En outre, comme un édit du roi du mois de septembre 1723 avait porté rétablissement des offices de
lieutenant et de greffier du premier chirurgien du
roi, Guillot Deslemberts acquit le premier de ces
offices. Il devint aussi chirurgien juré royal.

Comme lieutenant du premier chirurgien du roi,
Guillot Deslemberts était promu d'emblée chef de la
communauté qui comprenait encore Charles Pichou

à Menilles et Jacques Vigreux à Houlbec. La juridiction du lieutenant du premier chirurgien du roi
s'étendait même maintenant à Boudeville. La communauté se réunissait dans un local nommé chambre de juridiction, où le greffier tenait les archives.

Deslemberts s'affirmait d'une autre manière
comme maître chirurgien en prenant le 1er janvier
1731, un apprenti chirurgien, âgé de onze ans à peine, Augustin-Antoine CHAPELAIN, proche parent
de sa femme et apparenté à Pierre Boutey, chirurgien
de Damville, à Claude Trichard, à Charles Pichou et
aux anciens chirurgiens morts : Jean Bizet, Charles
Buisson et Jean Querolle.

Augustin-Antoine Chapelain, né à Saint-Germain-
en-Laye où il fut baptisé le 4 mai 1720, était fils de
Jean Chapelain, marchand épicier, rue de Mareil, et
de Marie-Élisabeth Ribot de Montroty qui descen-
dait peut-être d'Eustache de Montroty, mathémati-
cien de la Chambre du roi en 1698.

Voici le contrat d'apprentissage du jeune Chapelain, passé quelques mois après son entrée en fonctions :

« Par devant Martin Hochon, notaire royal de la
ville de Pacy et des parroisses y annexées, soussigné,
fut présent le sieur Jean Chapelain, marchand, demeurant à Saint-Germain en-Laye, lequel pour le
profit et avantage d'Anthoine-Augustin Chapelain,
son fils, aagé d'environ onze ans et demy, a reconnu
et confessé l'avoir mis en apprentissage dès le premier janvier dernier pour cinq ans suivants, finis et
accomplis, avec maistre Michel Guillot des Lambert,
chirurgien demeurant audit Pacy à ce présent et ac-

ceptant pour ledit temps auquel durant iceluy il a
promis et promet montrer son dit art de chirurgie autant qu'il luy sera possible, Et outre lui fournir et li-
vrer son manger, son boire, son lit, giste et luminaire,
et le traiter doucement et humainement comme il
apartient pendant ledit temps ; à la charge par ledit
sieur Chapelain d'entretenir ledit son fils pendant
ledit temps, Et ce moyennant le service que pourra
tirer ledit sieur Guillot des Lambert dudit Chapelain
fils qui est intervenu au présent, qui a agréé ledit apprentissage et promis travailler et servir ledit sieur
son maistre dans ledit art et faire toutes autres choses
licittes qu'il luy demandera, bien et fidèlement luy
obéir, faire son profit, évitter son dommage, l'en aver-
tir s'il vient à sa connaissance, sans s'abstenir ny aller
chez un autre maistre pendant ledit temps. Son père
le certisfiant de toutes loyauté et fidellité, Car ainsy
et sous les conditions, les parties sont demeurez
d'accord. Promettant, etc. Fait et et passé audit Pacy
le Lundy après midy douzième jour de novembre
mil sept cents trente un, présence de Pierre Deshayes
fils Jean vigneron, demeurant à Menilles et de Jean
Thorel, vigneron, demeurant à Neuilly, tesmoins
qui ont signé avec lesdites parties et nous dit notaire
à la minute après lecture faite, et la dite minute
controllée audit Pacy le dix sept dudit mois de novembre mil sept cents trente un par Hochon qui a
reçu douze sols, le présent délivré audit sieur Chapelain. HOCHON.

(Plus bas est le scel et à côté est écrit le mot :
Scellé. Pièce sur parchemin portant le timbre de
huit sols, de Rouen. Une feuille).

Quel enseignement professionnel le jeune Chapelain reçut-il de son maître pendant ses cinq années
d'apprentissage? On peut en partie s'en faire une
idée en voyant Deslemberts à l'œuvre.

L'industrie nourricière était alors très répandue
dans Pacy. Les femmes pauvres y gagnaient leur vie
en élevant les enfants des bourgeois de Paris ou ceux
du Bureau des Enfants Trouvés, qu'on appelait vul-
gairement les Cabrots ou les Enfants de la Grand'
Maison.

Un de ces nourrissons, atteint de maladie vénérienne, infecta sa nourrice qui communiqua le mal
à son mari. C'est du moins le diagnostic de Deslemberts dans un certificat ainsi libellé :

« J'ay chirurgien dudit hôpital certifie que les
susnommez sont attaquez de la maladie vénérienne,
ce qui les rend incapables de travailler et de fré-
quenter dans un aucun endroit. Ce 31 janvier 1732.

GUILLOT DESLEMBERTS.

Deslemberts n'ayant pu parvenir à guérir ces
malades, les administrateurs de l'hôpital firent appel
aux lumières d'un confrère en renom.

Claude Trichard, le docteur de Vernon, venait de
mourir, mais il y avait alors dans cette ville un
maître-chirurgien du nom de J.-B. Piet qui passait
pour « très expert dans la cure d'un pareil mal diffi-
cile à guérir sans beaucoup de médicaments, de
soins et de peines ». Ce fut à lui que les directeurs
de l'Hôtel-Dieu de Pacy s'adressèrent et il résulte
de leurs délibérations que le 23 mars 1732, le sieur
Piet voulut bien entreprendre la cure si l'hôpital lui

fournissait les remèdes; quant à ses voyages, ses soins et ses peines, il s'arrangerait pour peu de chose. L'administration s'engagea à lui payer 30 livres pour le tout. En mai 1732 Piet présenta son mémoire d'honoraires à peu près conforme aux conventions, car la note s'élevait à 32 livres, mais le chirurgien de Vernon n'avait pas non plus guéri la nourrice. Il délivra pour cette malade le certificat suivant :

« Je certifie avoir commencé de traitter et médicamenter la femme cy-dessus mentionnée d'une maladie qu'elle a contractée sans qu'il y ait de sa faute, mais par la corruption d'un enfant qu'elle a nourry et quy luy a communiqué un mal qu'il a aporté du ventre de sa mère. »                    PIET.

Guillot Deslemberts voyait ainsi son diagnostic confirmé par l'expert chirurgien de la ville voisine qui, pas plus que lui, n'avait réussi dans la cure. Le chirurgien de Pacy pouvait donc s'autoriser de ce résultat pour dire à son apprenti qu'il était aussi un maître.

Cependant, le nom de Guillot Deslemberts n'a point brillé dans l'histoire de la chirurgie, tandis que celui de Piet a eu une certaine notoriété par Guillaume-Louis Piet, l'accoucheur, originaire de Vernon et fils de notre « très expert » chirurgien.

Toujours en 1732, Deslemberts délivrait d'autres certificats : — de fièvre lente avec fluxion considérable dans la teste et sur les yeux, — de goutte sciatique, — de petite vérole. — d'hidropisie.

Voici le texte de deux autres certificats de la même époque :

I. — J'ai chirurgien dudit hopital me suis transporté chez ladite requérante que j'ay trouvée au lict à
cause d'une fièvre double tierce continue, flux de
ventre et les jambes considérablement enflez. Ce qui
la met en danger de mort estant de plus dénuée de
secours alimentaires. Ce que je certifie véritable.

    Ce 1er juin 1732.      GUILLOT DESLEMBERTS.

II. — J'ay chirurgien dudit hopital certifie m'estre
transporté chez la dite supliante que j'ay trouvée
extremement foible à cause d'une perte considérable
de sang qui la met en danger de perdre dans peu la
vie si elle n'est secourue par de bons aliments dont
elle est nécessiteuse. Ce que je certifie véritable.

    Ce 21 juillet 1732.      GUILLOT DESLEMBERTS.

Il s'agit dans tous ces cas de secours à domicile.
Cependant une chambre de l'hôpital était destinée à
recevoir les pauvres malades, et dans cet établissement Deslemberts, assisté peut-être du jeune Chapelain, se livrait à la plus active thérapeutique.

Les médicaments étaient alors fournis à l'hôpital
non par un apothicaire, il n'y en avait pas encore à
Pacy, mais par un marchand, François Hochon
l'aîné qui, sauf similitude de nom avec un frère,
aurait cumulé les fonctions honorifiques et lucra-
tives de notaire royal garde notes et garde du
scel héréditaire de la ville et chatellenie de Pacy,
procureur en bailliage et vicomté, avocat, échevin
de ville, administrateur de l'Hôtel Dieu avec celles
de marchand de chandelles, médecines et autres épi-
ceries.

Mais à cause de ce mélange, il faut admettre l'existence séparée d'un notaire et d'un marchand du même nom.

Il reste de ce négociant plusieurs mémoires de fournitures où l'on pourrait trouver la matière d'un formulaire magistral.

| « 1/2 livre d'alun de Rome | 6 sols |
|---|---|
| 2 onces de manne | 16 sols |
| 1 gros de rhubarbe | 10 sols |
| 2 gros de séné | 3 sols |
| 1 gros de jalappe | 2 sols |

Le tout pour une médecine à Jean Dufossé. »

Ces doses font faire involontairement quelques réflexions. « L'emploi des lavements alunés date de très loin dans la pratique médicale » a dit Delioux de Savignac dans le Dictionnaire Encyclopédique; mais il est douteux qu'on l'ait employé souvent à des doses aussi massives. Est-il étonnant que le patient n'ait pas survécu à son administration et qu'au bout Dufossé la culbute !

Un autre malade plus ménagé fut celui qui prit les substances suivantes :

| « Une once de cloportes en poudre | 3 livres |
|---|---|
| Demie once de mercure doux | 1 livre |
| Demie once de scamonée d'aleth | 2 livres |
| Pain à dire la messe | 6 deniers |

Le tout pour Duval ».

Seize grammes de calomel; à cette dose le mercure pouvait cesser d'être doux, mais il restait antiseptique. Quant au cloporte, d'un usage fréquent dans la

**8**

thérapeutique de l'époque, il passait pour fondant et diurétique. S'il n'était pas bien actif, il se vendait cher chez le marchand.

Le fournisseur Hochon ajoutait au bas de son mémoire :

« Les remeddes et medecines mentionnez au présent mémoire ont esté fournis et delivrez au S. Delambert, chirurgien de l'hospital pour soliciter et medicamenter deffunt Jean Dufossé, pauvre décédé audit hopital et Nicolas Duval, autre pauvre y estant actuellement. Ce vingt six may mil sept cents trente sept.                    HOCHON. »

Hochon, la même année, fournissait encore la médecine suivante :

« Pour une médecine fournie à Mathieu composée d'une once et demie de manne, deux gros de séné, un gros de cristal minéral et six grains de tartre estibié ou poudre des chartreux, une livre six sols. »

Les doses étaient encore assez fortes, mais la médecine avait le mérite de ne couter que 26 sols.

On était alors en 1737 et Chapelain, entré en 1731 pour cinq ans chez Guillot Deslemberts, avait terminé son apprentissage.

Son maître ne lui avait pas révélé seulement les secrets de sa thérapeutique; en dirigeant son instruction scientifique, il avait aussi veillé à son éducation religieuse.

Deslemberts avait en effet toute qualité pour cela, étant devenu en 1734 échevin de la confrérie de charité de Pacy. Le 19 juin de la même année, le jeune Chapelain avait été confirmé par l'évêque d'Evreux avec 3,550 autres fidèles du doyenné dont 198 pour la seule paroisse de Pacy.

Agé de seize ans quand il termina son apprentissage, le jeune Chapelain obtint de Guillot Deslemberts un certificat mis au bas du contrat d'apprentissage et conçu en ces termes :

« Je certifie à tous qu'il apartient qu'Augustin Chapelain a fait son temps en qualité d'aprentif en chirurgie sans se derenger de la fidélité et de l'obéissance. En foi de quoy j'ay signé le présent. Ce 29ᵉ may mil sept cents trente six.

GUILLOT DESLEMBERTS. »

Muni de cette pièce, le jeune Chapelain quitta Deslemberts pour aller suivre d'autres maîtres, peut-être à Villiers-en-Désœuvre, le pays de son père, chez le successeur de son grand-oncle Jean Bizet; peut-être à Saint-Germain-en-Laye, son pays natal; certainement à Paris où l'Académie royale de Chirurgie brillait d'un vif éclat.

Si la science progressait à Paris, à Menilles la chirurgie paraissait rester stationnaire. Le 17 mai 1736, Charles Pichou, maître chirurgien, en était encore à poursuivre pour exercice illégal un de ses voisins auquel il fut défendu « sur les conclusions du procureur du roi et de l'avis de l'assistance de s'immiscer à l'avenir de *raser* aucun particulier, et pour l'avoir fait est condamné à trois livres d'intérêt envers ledit Pichou et à cinq sols d'amende envers le roi. »

Si Pichou voulait se réserver l'exercice de sa profession, Deslemberts, l'année suivante, se voyait invité à mieux exercer la sienne.

Le 3 février 1737 les administrateurs de l'Hôtel-
Dieu enjoignaient au sieur Guillot Deslemberts,
chirurgien de cet hôpital, de visiter régulièrement
les malades et d'y apporter tous ses soins pour leur
procurer la santé si c'était possible, en l'autorisant à
prendre les médicaments nécessaires chez maître
Hochon, l'un des administrateurs. Deslemberts
devait accepter ces conditions sous peine de privation
de ses gages.

On ne parlait pas de le révoquer, car il fallait bien
un chirurgien et Deslemberts était seul, Firmin
Adam, troisième du nom, n'exerçant guère et étant
sur le point de quitter Pacy ou l'ayant déjà aban-
donné.

Il y fut remplacé, aux environs de Pâques de
l'année 1735, par PIERRE-FRANÇOIS GROSBOIS, âgé
d'environ trente ans, fils d'un chirurgien de la
paroisse du Tremblay, dont un parent, en 1699,
grièvement blessé par le sieur de Gueudreville,
avait tué celui-ci d'un coup de fusil et avait dû
d'être gracié au privilège de la fierte de Saint-
Romain.

Deslemberts ne vit pas l'installation de ce nouveau venu avec plaisir et il le poursuivit devant le
bailliage comme il avait été inquiété lui-même au
début de sa carrière.

Le 10 juillet 1738, l'avocat François Buzot, pour le
juge absent, rendit le jugement suivant :

« Parties ouïes, ensemble le procureur du roi en
ses conclusions, nous avons dit et jugé à bonne
cause l'action dudit Deslemberts et en conséquence
fait défense audit Grosbois d'exercer la profession

de chirurgien en ce lieu et dans l'étendue de ce bailliage jusqu'à ce qu'il ait été reçu à l'exercice de la dite profession à peine d'amende et d'intérêt. Le dit Grosbois en outre condamné aux dépens ce qu'il fait faire et dire qu'il conviendra pour le jour à signification des présentes. »

Pierre Grosbois fit sans doute ses preuves, car il resta à Pacy où, six semaines plus tard, il épousa Marie-Anne Foucault, la belle-fille de feu Firmin Adam, deuxième.

Par ce mariage, le nouveau chirurgien allait se rattacher presque aux anciennes familles chirurgicales de Pacy, mais il n'eut pas le temps de profiter de cet avantage. Il mourut subitement le 27 août 1738, quatre jours après son mariage.

Débarrassé de ce confrère et devenu veuf un mois après, Deslemberts s'était aussitôt remarié avec une femme d'Evreux, mais un nouveau concurrent lui survenait en même temps, GUILLAUME-PAUL GROS-BOIS, proche parent, frère aîné peut-être du jeune chirurgien mort si inopinément après son mariage.

Agé d'environ 38 ans, marié et père de famille, Paul Grosbois devait être en règle comme chirurgien, car le 15 octobre 1739 il fut chargé d'examiner en commun avec Deslemberts le mémoire d'honoraires que le sieur André Legaigneur, maître chirurgien juré royal à Evreux, réclamait aux neveux et héritiers de feu Louis Bihorel. Néanmoins Paul Grosbois semble s'être occupé assez peu de chirurgie et le principal acte de sa paisible carrière paraît être d'avoir assisté le 26 juin 1741 au mariage de sa servante Marie-Anne Durant, fille illégitime de messire Anne-Pierre Durant, écuyer, sieur de Nétreville.

Sur ces entrefaites, après quelques années passées à se perfectionner dans son art, le jeune Augustin Chapelain était venu en 1741 demeurer à Menilles, probablement auprès de son cousin, le vieux chirurgien Charles Pichou; puis de Menilles il était venu la même année demeurer à Boudeville; il prit femme à Pacy le 20 janvier 1742. Le jeune marié de 22 ans à peine n'était pas encore reçu chirurgien. Il obtint ce titre pour Boudeville le 17 octobre 1743 après examen passé devant Guillot Deslemberts, lieutenant du premier chirurgien, Charles Pichou, doyen de la communauté et Jacques Vigreux, d'Houlbec, prévôt de la communauté.

Ils l'interrogèrent sur les principes de la chirurgie, les saignés, les apostèmes, les plaies et les médicaments et lui délivrèrent en ces termes le brevet de *dignus intrare* :

« Nous, Michel Guillot Deslemberts, Lieutenant de Monsieur le Premier Chirurgien du Roy en la ville de Pacy et paroisses en dependantes Salut, Scavoir faisons que ce jour d'huy dix septième jour d'octobre mil sept cents quarante trois à Pacy, sur la requeste à Nous présentée par le sieur Antoine-Augustain Chapelain, demeurant à Boudeville, parroisse de Saint-Acquilin, originaire de St-Germain-en-Laye, contenant qu'il se seroit a donné à l'exercice de la Chirugie et qu'il en auroit même fait l'apprentissage chez Nous ainsy qu'il parroist par le Brevet que nous luy en avons donné et deslivré passé au notariat de Pacy le dix sept novembre mil sept

cents trente un, Et qu'ensuite il auroit exercé sous
plusieurs maîtres de Paris et ailleurs, et comme il
désireroit se faire recevoir par nous à l'exercice
de maistre chirugien et s'establir et faire sa résidence à Boudeville lieu de notre dépendance, Ten-
dante la dite requeste à la dite Réception sous
les obéissances de subir les Examens et Epreuves
requises en présence de tels chirurgiens qu'il nous
plairoit nommer, au bas de laquelle requeste est
notre Ordonnance du quatorze de ce mois portant
qu'elle seroit communiquée aux doyen et prevost de
notre Communeauté pour après leur estre aparu,
se trouver ce jour d'huy jeudy neuf heures du
matin pour procéder à la Réception dud. sieur Chapelain, Veu la dite Requeste signée du dit sieur
Chapelain, ensemble le dit Brevet avant datté, Nous
avons suivant l'avis des sieurs Charles Pichou et
Jacques Vigreux, maistres chirurgiens jurez, doyen
et prevost de notre Communeauté ausquels notre
ordonnance cy dessus dattée a esté communiquée et
après avoir interrogé et examiné en leur présence et
même fait interrogé par lesdits sieurs Pichou et
Vigreux sur les principes de la chirurgie, les saignées, les aposthèmes, les playes et medicaments,
Le dit sieur Chapelain, Ensuite desquels Examens
et veu aussy l'extrait baptistaire dudit sieur Chapelain du quatre may mil sept cents vingt, Nous avons
iceluy sieur Chapelain Receu et admis, Recevons et
admettons maitre Chirugien Barbier pour résider
audit lieu de Boudeville, paroisse de Saint-Acquilin
dépendant de notre Ressort et dépendance et non
ailleurs, Et y exercer ledit art de chirugie, prendre

Enseigne, avoir toutes les marques ordinaires et
accoutumées, jouir des mêmes droits et privilèges
dont jouissent et doivent jouir les austres maistres à
la charge de ne pouvoir s'establir ailleurs dans notre
Ressort sans notre permission par Escrit, et que
dans les opérations décisives, il sera tenu d'appeler
un maistre de cette Communeauté pour luy donner
conseil à peine de nulité des présentes, Et avons
dudit sieur Chapelain pris et receu le Serment en
tel cas requis et accoutumé et pour approbation
avons signé avec ledit sieur Chapelain, les dits
sieurs Pichou et Vigreux et maistre Jacques Le
Brasseur, procureur aux sièges royaux de Pacy pris
pour greffier, sur la minute des présentes demeurée
es mains de nous dit sieur Deslemberts, après lecture faite. Ces présentes faites et grossoyées pour
le dit sieur Chapelain qui s'est chargé d'acquiter les
droits du Roy sy aucuns sont dus dont il demeure
averty.

GUILLOT DESLEMBERTS, LE BRASSEUR. »

(Plus bas est écrit : Scellé à Pacy le premier juin
1746. Receu XXXˢ. - PRIER.)

Maltre chirurgien juré à Boudeville, Chapelain
remplaçait néanmoins Deslemberts à l'hôpital de
Pacy quand le titulaire était absent.

Deux documents de 1744 montrent que Chapelain
savait se mettre en règle tant pour exercer légale-
ment que pour recevoir ses honoraires.

Le premier est extrait du registre du bailliage :

« Du jeudi 9 juillet 1744, nous avons accordé acte
à Mᵉ de Contarini, procureur du sieur Antoine

Augustin Chapelain de ce qu'en conséquence de la
réception qui a été faite de sa personne par Mᵉ Michel-
Guillot Deslemberts, lieutenant du premier chirurgien du roi, pour exercer l'art de chirurgie, ordonné
suivant les conclusions du procureur du roi que la
dite réception sera registrée en ce greffe et a le dit
Mᵉ Chapelain fait et prêté le serment en tel cas requis
et ordonné de se bien et fidèlement comporter en
l'exercice dudit art, la dite réception faite le 17 octobre 1743 et a signé        CHAPELAIN. »

L'autre document provient des archives de l'Hôtel-
Dieu :

« Du lundy 30 septembre 1744 il a été arrêté qu'il
sera payé au sieur Augustin Chapelain Mᵉ chirurgien juré à Boudeville la somme de 7 livres 19 sols
suivant son mémoire pour plusieurs médecines qu'il
a fournies aux pauvres de cet hôpital à défaut du
chirurgien ordinaire. »

Cependant en cette même année 1744, un jeune
chirurgien DAVID POULLAIN, était venu s'installer
à Pacy. Dès le mois de mai il citait en vicomté un
client mauvaise paie. Avant que de faire droit, le
juge ordonnait que David Poullain justifierait de
son acte de réception. Ce nouveau chirurgien ne
resta pas à Pacy et alla bientôt s'établir à Bonnières.

Ancien échevin de la charité, Guillot Deslemberts
avait été cinq ou six ans sans rendre ses comptes de
gestion, la justice avait dû intervenir, cette intrusion
des magistrats avait bien refroidi son zèle religieux.
Le 25 octobre 1744, l'huissier de police étant entré
dans un cabaret après la grand'messe sonnée, y
trouva plusieurs personnes tablées à boire du vin,

9

entre autres Guillot Deslemberts. Après avoir
dressé procès-verbal, l'huissier revenant avec un
de ses collègues retrouva au bout d'une heure les
mêmes délinquants au cabaret où ils étaient encore à une troisième visite après la messe. Le procureur du roi poursuivit tous ces buveurs et Deslemberts en particulier fut condamné par défaut à trois
livres d'amende avec dépens.

Après avoir soutenu l'année suivante un procès
pour revendiquer un titre de chirurgien privilégié
de Bois-Leroi qu'il avait vraisemblablement trouvé
dans la succession de son père, Deslemberts vit
mourir en 1747 son confrère Jacques Vigreux,
d'Houlbec, à qui succéda son fils FRANÇOIS-LOUIS
VIGREUX, quatrième chirurgien de la famille.

Le vieux Charles Pichou disparut dans le même
temps. Le 22 septembre 1747, le curé de Menilles,
Le Normand, inhuma dans le cimetière de cette paroisse le corps de Charles Pichou, maître chirurgien,
échevin de la Charité, âgé de 82 ans, muni des sacre-
ments.

A la fin de cette même année, Guillot Deslemberts
quitta Pacy pour aller demeurer à Evreux, pays de
sa seconde femme, où il mourut en 1764.

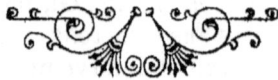

## VI. — 1748-1776

La prévoté de l'Hôtel. — La grosse vérole. — La
confrérie de charité. — Les nourrissons de Paris. —
Réception à la maîtrise. — Une sage-femme. — Une
recassure. — Le médecin aux rapports d'Evreux. —
Statuts et règlements. — Une paternité désavouée. —
Un rhume ecclésiastique cordé. — Une impéritie. —
Filles enceintes. — Fournitures à l'hôpital. — Fin de
la communauté.

ⒹESLEMBERTS parti, la place de chirurgien de
l'hôpital était vacante. Chapelain la sollicita
comme seul chirurgien du lieu. Cependant
Paul Grosbois était toujours à Pacy, il est donc probable qu'il n'exerçait pas. La demande de Chapelain
fut agréée, pour entrer en fonctions le 1er janvier
1748, comme en fait foi le registre de l'Hôtel-Dieu :

« Le jeudi 21 décembre 1747, sur ce qui nous a
esté représenté par le sieur Augustin Antoine Chapelain, seul chirurgien, demeurant à Boudeville, de
la bourgeoisie de ce lieu, que le sieur Guillot Deslemberts, chirurgien qui demeuroit en ce lieu était
chirurgien de cet hopital et qu'ayant quitté la ville
pour démeurer en celle d'Evreux où il est actuelle-

ment, il se présente à nous pour le remplacer pour
pencer dor et navant à son lieu et place les pauvres
qui entreront en cet hôpital ainsy que les autres
pauvres qui n'y pourront entrer et qui seraient
dependans dud. hopital et nourris aux dépens d'ycelui
en tout ou partie, pour commencer au premier jour
de janvier prochain, en lui accordant la somme
de quinze livres de gages ordinaires à laquelle il
veut bien se passer et se contenter, à prendre et recevoir sur les receveurs qui seront en charge. Sur
quoy ayant égard et attendu qu'il est à nostre con-
noissance que led. Sr Guillot Deslemberts a abban-
donné cette ville pour faire sa résidence et demeure
en celle d'Evreux et la nécessité qu'il y a d'avoir un
chirurgien attaché à cet hopital, il a esté arrêté que
le dit sieur Chapelain le remplacera pour panser et
médicamenter à l'avenir et à commencer le premier
jour de janvier prochain les pauvres qui seront en
cet hopital et les autres pauvres qui seront nourris
hors d'y celluy aux dépens dudit hopital aux gages
de la somme de quinze livres par chacun an à
prendre et recevoir par les mains du receveur en
charge auquel en sera tenu compte sur les quittances dudit sieur Chapelain, parce que néanmoins
les médecines, remèdes et médicaments seront
fournis aux dépens dudit hopital. Ce que led. Chapelain a accepté et signé avec nous et notre greffier.
Chapelain, Trichard, J. Sahut, curé de Pacy,
Hochon. »

Devenu chirurgien de l'hôpital, Chapelain quitta
Boudeville pour venir demeurer à Pacy, probablement dans la maison de Guillot Deslemberts qui,

parti à Evreux, conserva néanmoins pendant quelque temps encore le titre de lieutenant du premier chirurgien du roi pour la ville de Pacy.

Deslemberts avait encore ce titre et exerçait encore cette fonction le 7 avril 1748 puisque ce fut lui qui reçut le sieur PASQUIER-GUY LE FRANÇOIS comme membre de la Communauté des Chirurgiens du bailliage de Pacy.

Reçu chirurgien en la Prévoté de l'Hôtel à Paris, agrégé dans la communauté des maîtres chirurgiens de Pacy, maître Guy, comme on l'appelait familièrement, prêta serment devant le bailliage le 4 juillet et fut chirurgien juré.

En même temps Chapelain devint lieutenant du premier chirurgien du roi.

Dès l'année 1749, Guy Le François était en contestation avec un client récalcitrant pour le règlement de ses honoraires. Les parties furent renvoyées devant le curé de Douains pour s'accorder et ensuite devant Chapelain.

En 1749, Guy Le François s'engageait par écrit à guérir un malade de la grosse vérole. Le bureau de l'Hôtel-Dieu le mit en demeure de tenir parole à ce client, et Le François signa encore ce nouvel engagement.

Le 9 novembre 1750, le jour même de la mort du prieur de l'Hôtel-Dieu, le juge ordonnait l'inhumation sans délai de cet ecclésiastique « sur le certificat du sieur Chapelain, chirurgien, qui nous a attesté nécessaire de l'inhumer étant corrompu. »

Non seulement Chapelain délivrait des certificats de décès, mais encore il allait bientôt coopérer;

aux inhumations comme frère de charité en 1752, prévôt en 1753 et échevin en charge en 1754.

Cette année-là il mit en terre son fils de 22 mois, né de sa deuxième femme qu'il avait épousée vers 1747. Il mit encore en terre son confrère Guillaume-Paul Grosbois, mort à l'âge de 53 ans, qui, pendant quinze ans de séjour à Pacy, semble n'y avoir guère exercé sa profession.

Pendant ce temps, le chirurgien Guy Le François ne restait pas inactif. Le 5 décembre 1754 il délivrait un certificat en ces termes :

« Je sousigne Pasquier Guy Le François ensien chirurgien de la prévoté de l'hotel du roy et juré à Pacy, sertifie que la femme de Jean Damour est morte de maladie contagieuse et qu'il scroit bezoin de l'enteré le plus taus qu'il seras possible et foi de quoy j'ay signé LE FRANÇOIS. Fait à Pacy ce 5 décembre 1754. » (Timbre de 10 deniers).

Dans l'épidémie qui régnait alors, maître Guy perdit jusqu'à son garçon chirurgien, J.-B. Lecoutre, âgé d'environ 25 ans, de la paroisse de Giiofle (Neaufles-en-Vexin) près Gisors.

Vers la fin de 1755, Le François délivrait encore un certificat pour hâter une inhumation, dans un décès à la suite d'une fièvre maligne pourpreuse. Le juge ordonne « que le cadavre sera incessamment inhumé en payant au sieur curé ses droits et autres de droit. »

Les droits pour les inhumations des adultes ne sont pas connus, mais pour les nourrissons de Paris qui mouraient alors en grand nombre, le curé a laissé le tarif :

*Honoraires pour les nourrissons de Paris*

| | | |
|---|---|---|
| M. le curé .......... | 2 livres | 10 sols |
| Le vicaire.......... | | 10 sols |
| Le prêtre de charité.. | | 10 sols |
| Le clerc ............ | | 15 sols |
| Le certificat.......... | | 10 sols |
| La fosse et la sonnerie | | 5 sols |
| La charité ..........,. | | 12 sols |

        5 livres 12 sols

Plusieurs autres inhumations furent faites avant le délai de 24 heures. Dans un de ces cas, l'inhumation fut avancée parce que, d'après le certificat de maître Guy, la défunte était morte de « maladie cronique ».

En 1757, Guy Le François achetait un quartier de vigne au triège du Moulambourg, pour le prix de 80 livres. Il en avait en même temps une autre au triège des Louvetiers, non loin d'une vigne appartenant à Chapelain.

A partir de 1757, Chapelain, lieutenant du premier chirurgien du roi et chirurgien de l'hôpital, mais néanmoins simple maître chirurgien barbier, prend désormais dans ses certificats la qualité de maître en chirurgie et dans sa signature il met une majuscule à la première lettre de la dernière syllabe de son nom.

Pour comble d'honneur il procède à son tour à la réception d'un maître chirurgien, JEAN GAULTIER, de Louviers, fils d'un chirurgien de cette ville et descendant peut-être du chirurgien Bougeoys Gaultier qui avait été appelé à raser la *possédée* Françoise Fontaine, en 1591.

La communauté de Pacy réduite à Chapelain, lieutenant du premier chirurgien du roi, et à Le François, prévôt et garde en charge, n'étant pas assez nombreuse pour la réception de Jean Gaultier à la maîtrise en chirurgie, il leur fut adjoint Mathieu Gosmond, lieutenant de la communauté de Vernon, et Mathieu Aubé, prévôt de la même communauté, dont le nom figure dans les Mémoires de l'Académie Royale de Chirurgie à propos d'une hydropisie enkystée attaquée en 1737 par une opération dont il resta fistule, par Le Dran.

Une copie de l'acte de réception de Jean Gaultier nous a été conservée en ces termes :

« Germain Pichault de la Martinière, escuyer, conseiller, premier chirurgien du roy, chevalier de l'ordre de S$^t$ Michel, chef de la chirurgie du royaume, président de l'Académie royale de chirurgie et garde des chartres du dit Art.

A tous ceux qui ces présentes lettres verront Salut.

Scavoir faisons que sur la requeste à nous présentée par le sieur Jean Gautier, natif de la ville de Louviers, fils du s$^r$ Jean Baptiste Gautier, chirurgien juré en la ville de Louviers, de la communauté de Pont de l'Arche, et de dame Catherine Deschamps, ses père et mère, âgé de vingt trois ans, suivant l'extrait baptistaire en date du dix sept septembre mil sept cent trente quatre, faisant profession de la religion catholique, apostolique et romaine, ainsy qu'il est attesté par les certificats de vie et de

mœurs joints à ladite requête, contenant qu'il s'est
appliqué à l'étude de la chirurgie, a fait son apprentissage pendant deux années sous ledit sieur Jean
Gautier son père suivant le certificat qui nous a
donné en datte du huit octobre dernier, de plus qu'il
a servy pendant deux années chez Mᵉ Cocquerel
chirurgien à Paris suivant son certificat en datte du
vingt décembre dernier, en outre a fait ses cours
sous les maistres de l'art à Paris suivant les certificats joints à ladite requeste et désirant parvenir
à la maistrise, il nous auroit requis son immatri-
cule, sur laquelle reqᵗᵉ notre lieutenant a ordonné
qu'elle seroit communiquée au prevost et garde en
charge; ayant eu communication a consenty qu'il
porte ses billets de convocation chez les maistres
mentionnés en la dᵉ requete; ayant porté ses billets s'est présenté dans l'assemblée générale subir
l'examin ordinaire auquel il a été admis à son yma-
tricule, a été consentie, ordonnée être faite ayant
depuis son premier examin fait les trois semaines
d'ostéologie, d'anatomie et des seignées et médicaments, ayant depuis porté ses billets de convocation
pour dernier examen, réception de serment en conséquence de l'ordonnance d'Augustin-Antoine Chapelain, maistre chirurgien nostre lieutenant en la
ville de Pacy, étante au bas de la ditte requeste à
à nous presentée et s'estant aujourd'huy présenté
à nostre chambre de juridiction conduit par ledit
Mᵉ Jean Baptiste Gautier. Il a esté interrogé et
examiné par nostre Lieutenant et le Prevost garde
en charge et par Mᵉ Mathieu Gaumond, lieutenant
de la communauté de Vernon et Mᵉ Mathieu Aubé

prevost d'ycelle pour le deceds des maistres de
nostre communauté dudit Pacy ; ledit aspirant re-
tiré, pris l'avis de l'assemblée qui l'a trouvé capable,
nous avons ledit Jean Gautier reçu et admis, recevons et admettons en la maîtrise en chirurgie pour
la ditte ville de Pacy à l'effet d'y exercer ledit art,
prendre enseigne, jouir des mêmes droits, privilèges, immunités et prérogatives dont jouissent les
autres maîtres reçus pour la ditte ville, après que
nostre Lieutenant a du dit Jean Gautier pris et reçu
le serment en tel cas requis et accoutumé, en
temoins de ce nostre Lieutenant a signé ces présentes assisté des maistres y dénommés sur le
registre. Fait en nostre chambre de jurisdiction du
dit Pacy et pour aprobation notre Lieutenant a
scellé ces présentes de son cachet ordinaire et contresigné par nostre greffier de nostre dite chambre
de jurisdiction, ce trois mars mil sept cent cinquante sept, signé Chapelain lieutenant qui a reçu
les droits en conformité des statuts. Signé Boyvin,
greffier avec paraphe. Scellé ce sept mars mil sept
cent cinquante sept et scellé d'un sceau. »

La comparaison de cet acte de réception avec celui
de Chapelain quatorze ans auparavant, suffirait seule
à indiquer les progrès que réalisait alors la chirurgie. Remarquons en outre que le récipiendaire
signait Gaultier et que le nom exact du lieutenant
de Vernon, issu d'une vieille famille chirurgicale,
était Gosmond. Quant à Cocquerel, cité dans l'acte
de réception, c'était un maître de chirurgie de
Paris, reçu en 1754 et demeurant place de Grève
près de la rue du Mouton.

La réception de Jean Gaultier complétait la communauté des chirurgiens de Pacy qui pouvait procéder d'elle-même à de nouvelles réceptions, sans recourir à des confrères étrangers.

Aussi, nous trouvons le 20 décembre 1757 la réception d'une sage-femme.

« Germain Pichault de la Martinière, écuyer, conseiller premier chirurgien du roi, chevalier de l'ordre de Saint Michel, chef de la chirurgie du royaume, Président de l'académie royale de chirurgie et garde des Chartes et privilèges dudit art.

A tous ceux qui ces présentes verront Salut.

Scavoir faisons que sur la req^te à nous présentée par Marie-Catherine Pottier, femme du sieur Pinatelle, marchand tapissier en la ville de Pacy, native de Paris, âgée de vingt-quatre ans ou environ, faisant profession de la religion catholique, apostolique et romaine, contenant qu'elle s'est appliquée à l'art des accouchements, a fait son apprentissage pendant deux années à Paris sous la dame Marie Nerey, maistresse sage-femme reçue à S^t Cosme, dem^te à Paris, grande rue du faubourg S^t Antoine, suivant l'acte en forme de brevet registré au greffe de nostre chambre de juridiction dudit Pacy, et désirant parvenir à la maistrise pour cette ville de Pacy, elle nous auroit requis de luy donner jour pour procéder à ses examens, sur laquelle requeste nostre Lieutenant auroit ordonné qu'elle seroit communiquée au prevost en charge, en ayant eu communication a consenti qu'il soit donné jour à la supliante, veu lequel consentement, ensemble l'acte de brevet d'apprentissage, le certificat de vies et mœurs, **nostre**

Lieutenant auroit ordonné que la supliante se présenteroit aujourd'huy quatre heures de relevée en nostre chambre de jurisdiction de lad. ville de Pacy où estant comparue conduitte et présentée par le S. Pasquier Guy Le François maistre en chirurgie, prévost de nostre communauté, elle a esté interrogée et examinée par notre lieutenant et le S. Jean Gaultier, Me en chirurgie en cette ville sur l'art des accouchements ; ensuitte desquels examens, laditte Pottier retirée, pris l'avis de l'assemblée qui l'a trouvée capable, Nous avons la ditte Pottier reçue et admise, recevons et admettons maistresse sage-femme en la dite ville de Pacy pour y exercer ledit art, prendre enseigne et avoir toutes les marques ordinaires et accoutumées, à la charge que dans les accouchements laborieux dans lesquels il y aura risque de la vie soit pour la mère ou pour l'enfant, elle sera tenue d'appeler un maistre en chirurgie de cette ville pour luy donner conseil à peine de nullité des présentes. Et après que nostre Lieutenant a de ladite Pottier pris et reçu le serment en tel cas requis et acoutumé, en temoin de ce nostre Lieutenant a signé ces présentes ayant fait aposser le scel et cachet de nostre chambre de jurisdiction et contresigné par notre greffier ordinaire de nostre dite Chambre de juridiction. Fait et donné à Pacy ce 20 décembre 1757. Signé : Chapelain et Boyvin. »

Un an après sa réception Jean Gaultier avait déjà maille à partir avec Guy Le François, confrère probablement peu réservé. L'affaire vint devant le bailliage à l'audience du 24 avril 1758.

« Le S. Jean Gautier demandeur jouxte et en renvoy au jour.

« Le sieur Pasquier Guy Le François deffendeur.

« Parties ouyes, ensemble le procureur du roi en ses conclusions, après que ledit Gautier a mis en fait de preuve que le dit Pasquier Guy Le François auroit dit à plusieurs endroits et diverses occasions que ledit Gautier ayant été appelé audit Croisy pour guérir la fracture d'une cuisse d'un jeune homme, qui si était mal pris, qu'on l'étoit venu chercher luy Le François pour traitter le malade et qu'il avoit été obligé de recasser la cuisse maltroitte pour la guérir et remettre en l'état où elle étoit avant la fracture, nous avons ycelluy Gautier appointé à prouver que ledit Pasquier Guy Le François dans le courant du mois dernier auroit en différents endroits et différentes occasions dit que ledit Gautier ayant mal traitté le blessé, il auroit été requis de se transporter audit Croisy pour le gairir et que pour y réussir il auroit été obligé de luy recasser de nouveau sa cuisse.

« Ledit Pasquier Guy Le François au contraire et qu'il a seulement dit qu'il auroit entendu dire que ledit Gautier avoit été obligé de recasser la cuisse dudit malade pour le conduire à guérison, et feront venir leurs témoins. »

L'affaire s'arrangea sans doute, mais Jean Gaultier avait un intérêt pressant à faire taire sur son compte la médisance ou la calomnie, car trois jours après, il épousait une nièce du premier magistrat du bailliage.

Le 14 décembre 1758, Jean Gaultier était en désac-

cord avec un client. Ils furent renvoyés « devant le
sieur Lion l'aisné, médecin à Evreux, pour estre
par lui réglé si faire se peut; faute de quoy sera fait
droit sur son certificat qui en sera représenté et
depuis, devant le S. Duprey, lieutenant du premier
chirurgien du roi demeurant à Evreux, le jour
donné à eux à cet effet de samedy prochain huitaine
qui sera le 23 du courant 10 heures du matin chez
le S. Duprey. »

Le sieur Lion l'ainé dont il est ici question, était
médecin aux rapports à Evreux depuis 1752 d'après
une pièce enregistrée au bailliage de Pacy et ainsi
conçue :

« L'an de grâce mil sept cent cinquante-deux, le
samedy vingt deuxième jour d'avril à Evreux, en
nostre hotel; devant nous Charles-Robert Le Cousturier, seigneur et patron honoraire de Pithienville,
conseiller du roy, lieutenant général criminel au
bailliage et siège présidial d'Evreux, sur la requête
à nous présentée par le sieur Henry-François Lion,
docteur en médecine et médecin en cette ville, expo-
sitive que du consentement de ses frères, il auroit
relevé aux parties casuel du roi la charge de conseiller médecin de sa majesté en cette ville et bailliage suivant les provisions qui luy ont esté délivrées
le vingt mars dernier aux fins par luy de jouir des
honneurs, émoluments, profits y attribués, et
comme cette charge lui attribue privativement à
tous autres médecins le droit de rendre des rapports
des personnes blessées, il nous a donné sa requête à
ce qu'il nous plaise le recevoir vu les dittes lettres
de provision et quittance qu'il nous a représentées

et qu'il a obtenue en la chancellerie, à faire les
raports des personnes blessées, mutilées, privativement à tous autres médecins ; vu ladite requête et
ordonnance communiquée au procureur du roy du
18 et ses conclusions du même jour et les lettres de
provision obtenues par le supliant en la chancellerie même jour à la fonction de médecin en cette ville
et bailliage du 20 décembre 1749, nous avons ledit
maître Henry François Lion reçu et admis à faire
les fonctions de conseiller médecin du roy en cette
ville, faubourgs et bailliage, ycelluy autorisé de se
jouir des honnoraires, fonctions et prérogatives
attribués à la dite charge et aux charges de droit. Ce
qu'il a promi faire ; à l'effet de quoi nous avons
de luy pris et reçu le serment au cas requis et accoutumé et ordonné que lesdites lettres registrées en
notre greffe pour y avoir recours en cas de besoin et
les présentes délivrées pour le dit sieur Henry-
François Lion de sa réquisition pour luy valoir à
telle fin que de raison par un greffier au bailliage,
dûment signé Le Cousturier et Deshayes avec paraphe. Scellé à Evreux le 25 avril 1752. Reçu
trente huit sols signé de Bonneville sur l'original. »

C''est également au mois d'avril 1752 que le Parlement de Rouen enregistrait et rendait exécutoire en
Normandie l'Edit du roi du 24 février 1730 portant
« Statuts et Règlemens pour les chirurgiens des
provinces établis ou non établis en corps de communauté. »

Cet édit en 98 articles donne des indications générales qu'il n'est pas inutile de rappeler.

Après avoir établi les droits du premier chirurgien du roi et les droits des maîtres chirurgiens, il traitait de la forme des communautés et de leurs assemblées.

Dans les villes, chaque communauté était composée du lieutenant du premier chirurgien, d'un prévôt si la communauté comptait moins de vingt maîtres, de deux prévôts au-dessus de vingt maîtres, d'un doyen, de tous les autres maîtres et d'un greffier, tous inscrits sur un tableau dans l'ordre ci-dessus.

Chaque communauté possédait deux registres, un registre des réceptions mentionnant les actes d'apprentissage et tous actes de réception, et un registre des délibérations.

Tous les anciens registres, titres et papiers de chaque communauté devaient être enfermés dans un coffre ou armoire sous trois clefs mises entre les mains du lieutenant, du greffier et du prévôt en charge.

Une chambre commune servait pour les assemblées, délibérations, élections de prévôts, reddition de comptes, épreuves, réceptions, installation des lieutenants, greffiers, etc.

Dans les délibérations, les avis étaient donnés d'abord par les plus jeunes, les opinions ou les votes étaient recueillis dans l'ordre inverse.

Le lieutenant, le prévôt, le doyen et le greffier devaient s'assembler tous les lundis à trois heures.

Dans les communautés de moins de vingt membres, le prévôt était nommé tous les ans au mois de mars ; il ne pouvait être nommé que quatre ans après sa réception à la maîtrise.

Le prévôt gérait les affaires, recevait les deniers, payait les dépenses, etc.

Quand les communautés comptaient plus de vingt membres, les deux prévôts étaient élus pour deux ans.

Le lieutenant et les prévôts en charge devaient faire célébrer au nom de la communauté un service divin comprenant : premières vêpres, la veille de la fête de Saint Cosme ; messe solennelle, vêpres et salut le jour de la fête, et service le lendemain pour les âmes des défunts confrères.

Pour la réception des aspirants à la maîtrise, aucun aspirant à la maîtrise ne pouvait être admis à faire le grand chef-d'œuvre qu'il n'ait atteint l'âge de vingt ans s'il était fils de maître et de vingt-deux ans s'il ne l'était pas.

Aucun aspirant ne pouvait se présenter à la maîtrise sans être assisté d'un conducteur ayant au moins cinq ans de maîtrise.

Les droits à payer pour les réceptions dans les villes ayant communauté variaient suivant l'importance des localités.

### Pour première Requête

| | | |
|---|---|---|
| Au lieutenant...... | 4 livres ou 3 livres | |
| Au greffier......... | 3 — ou | 30 sols |

### Pour l'Examen sommaire de l'Immatricule

| | | | | |
|---|---|---|---|---|
| Au lieutenant...... | 3 livres ou 2 livres | | 10 sols | |
| Au prevôt.......... | 2 — | 1 — | 10 — | |
| Au doyen........... | 2 — | 1 — | 10 — | |
| Au greffier......... | 2 — | 1 — | 10 — | |

11

### Pour le premier Examen

Au lieutenant......     10 livres ou 8 livres
Au greffier ........     4 —        3 —
Au prevôt.........     4 —        3 —
Au doyen..........     4 —        3 —
A chaque maître pré-
sent ..........     2 —                    30 sols

### Pour l'entrée en Semaine

#### (Ostéologie)

Au lieutenant......     10 livres ou 8 livres
Au greffier ........     4 —        3 —
Au prevôt.........     4 —        3
Au doyen ........     4 —        3 —

#### (Anatomie)

Mêmes droits aux mêmes.

#### (Médicaments)

Mêmes droits aux mêmes.

### Pour le dernier Examen

Mêmes droits aux mêmes.

### Pour la Bourse Commune

100 livres     50 livres

Ainsi, les frais de réception pour l'aspirant s'élevaient, suivant les villes, à un minimun de 226 livres ou de 146 livres 10 sols répartis entre :

| | | | |
|---|---|---|---|
| Le lieutenant...... | 57 livres ou | 45 livres | 10 sols |
| Le greffier......... | 25 — | 18 — | |
| Le prevôt......... | 22 — | 16 — | 10 — |
| Le doyen......... | 22 — | 13 — | 10 — |
| La bourse commune | 100 — | 50 — | |

226 livres ou 146 livres 30 sols sans compter les émoluments des maîtres présents.

Dans les villes sans communauté, il fallait à l'aspirant deux années d'apprentissage et trois ans d'exercice chez un maître ou dans les hôpitaux pour se faire recevoir à la communauté la plus prochaine.

Les examens étaient de trois heures chacun, répartis en deux jours. Les droits à payer étaient de 106 livres, savoir : 30 livres au lieutenant, 30 livres aux prevôt, doyen et autres, à raison de 7 livres 10 sols chacun, 20 livres au greffier, 6 livres au médecin ayant droit d'assister à l'examen et 20 livres à la bourse commune.

Pour les bourgs et villages, l'aspirant devait avoir deux ans d'apprentissage et deux ans seulement d'exercice chez un maître; on n'exigeait de lui qu'un seul examen de trois heures sur les principes de la chirurgie et les droits se réduisaient à 70 livres, dont 20 au lieutenant, 25 aux prevôt, doyen et aux autres maîtres à raison de 5 livres chacun, 10 livres au greffier, 5 livres au médecin et 10 à la bourse commune.

Disons encore que les prevôts en charge avaient le droit de visiter quand ils le croyaient nécessaire, les maisons, palais, hôtels, collèges, prisons, enclos, etc.; et que tous les ans, le lieutenant, assisté du greffier,

devait visiter tous les maîtres chirurgiens de sa
ville pour se rendre compte des abus, recevoir les
plaintes, voir les apprentis, les instruments, les médicaments, etc.

Mais cette analyse de l'Edit du 24 février 1730,
publié à Rouen en avril 1752, nous a fait perdre de
vue le médecin Lion l'aîné, médecin aux rapports à
partir de cette dernière date.

Henry-François Lion, le médecin aux rapports,
avait pour frère puîné Charles Lion, aussi docteur
en médecine à Evreux, gendre de l'ancien vicomte
de Pacy, exerçant les fonctions de lieutenant du
bailliage.

C'est ce juge qui renvoyait d'abord son neveu par
alliance, Jean Gaultier, devant le frère de son gendre,
circonstance qui fut cause sans doute du renvoi
immédiat devant le chirurgien Duprey.

Ce chirurgien d'Evreux, Toussaint Duprey, est
honorablement connu pour avoir communiqué à
l'Académie royale de chirurgie, vers 1742, l'observa-
tion d'une fracture du crâne guérie sans trépan, rap-
portée par Quesnay.

Toussaint Duprey étant plus jeune, avait vu son
nom mêlé à une affaire piquante. Le 4 janvier 1729,
au siège présidial de la haute justice des Huit Chanoines de l'ancienne dation de l'église cathédrale
d'Evreux, une fille étant venue déclarer qu'elle
était grosse des œuvres de Toussaint Duprey, maître
en chirurgie, demeurant à Evreux, paroisse Saint-
Pierre. Le 10 janvier suivant, elle accoucha d'un
garçon qui fut ondoyé aussitôt et qui reçut ensuite
le prénom de Toussaint à l'église de Notre-Dame de

la Ronde, où le curé Fortin attribua sur l'acte de baptême la paternité de l'enfant à notre chirurgien. Celui-ci protesta vivement contre cette charge qu'on voulait lui imposer et il put établir, sans doute, qu'il n'était pas l'auteur du bâtard, car, en 1732, le nom du chirurgien Duprey fut rayé de l'acte de baptême par sentence du bailli haut justicier des Huit Chanoines.

Il fut encore connu par une condamnation sévère qu'il encourut devant le bailliage d'Évreux en 1747. C'est, en effet, de lui qu'il s'agit dans le passage suivant :

« Un chirurgien d'Évreux écrivit, le 13 mars 1747 à messire Lucas, chanoine prébendé en l'église cathédrale et président du siège présidial de cette ville, une lettre à laquelle étoit joint un mémoire *contenant un détail de visites, opérations, pansemens et médicamens, faits et fournis consécutivement pendant cinq mois à M. l'abbé pour un Rhume Ecclésiastique cordé etc. de grande conséquence, montant à 600 livres*. Le 16 du même mois, le chirurgien renvoya un second mémoire semblable, au bas duquel il fit mettre un exploit de signification audit Lucas, avec sommation d'en payer le contenu, et à son refus, assignation au présidial d'Évreux, pour s'y voir condamner. L'imprudence de ce chirurgien donna lieu à un procès qui fut extraordinairement instruit, sur les plaintes présentées au secret de justice par le sieur Lucas. Après les informations, interrogatoires et défenses fournies de part et d'autre et l'acte que le chirurgien demanda *de ce qu'il reconnoissoit par sa lettre, mémoire y joint et son exploit d'action, n'avoir eu la volonté ni le dess in de supposer qu'il eût guéri le sieur Lucas d'une maladie vénérienne, mais seulement d'une affection scorbutique;* et en conséquence de la demande qu'il faisoit d'être déchargé, fut rendue une sentence au Bailliage criminel d'Evreux le 14 août 1747. » (Verdier. *Jurisprudence de la Médecine*, tome Ier, pages 714-716).

Cette sentence est assez intéressante pour être reproduite en entier :

« Du Lundy, 14e jour d'aoust 1747, 10 heures du matin, à Evreux, en la Chambre du Conseil du Bailliage criminel dudit lieu; devant nous Pierre-François Crétien, conseiller du Roy et lieutenant particulier civil au Bailliage et Siège présidial d'Evreux, etc.;

Entre Me Pierre-Robert Lucas, chanoine en l'église cathédrale d'Evreux et président au siège présidial dudit lieu, plaintif et demandeur, d'une part; et Me Toussaint Duprey, chirurgien juré, et lieutenant du premier chirurgien du roy, en cette ville, et Marie-Madeleine Pelletier, sa servante, accusés et défendeurs, d'autre part.

Vu les pièces du procès, ensemble les conclusions du Procureur du Roy et ouy le conseiller commissaire en son rapport, tout considéré. Nous avons après avoir jugé les reproches fournis contre le sieur Girard, témoin, pertinents. Sans avoir égard à ceux proposés contre Thorel, aussy témoin; et que ledit sieur Duprey et ladite Lepelletier, sa servante, ont été entendus en cette Chambre derrière les barreaux; ledit Duprey, déclaré atteint et convaincu

d'avoir par ressentiment de la perte d'un procès et
par une lettre du 3 mars 1747, mémoire y joint,
contenant un détail de pansements et médicaments
supposés faits au sieur Lucas pour le guérir d'un
prétendu *Rhume ecclésiastique cordé, etc.;* de grande
conséquence, et par les termes employés dans
l'exploit commis audit sieur Lucas, requeste dudit
Duprey, le 16 dudit mois de mars, voulu deshonorer
et perdre de réputation le sieur Lucas, président au
siège présidial, et chanoine de l'église cathédrale de
ce lieu, auquel il a adressé la dite lettre, mémoire y
joint, et fait donner le dit exploit; pour réparation de
quoy nous avons ordonné que Duprey sera tenu de
se présenter en l'audience séante de ce siège, au jour
qui luy sera indiqué par le sieur Lucas, et là, en sa
présence, reconnoitre que *témérairement, malicieusement, faussement et calomnieusement* il luy a
adressé ladite lettre, mémoire y joint, et fait donner
ledit exploit d'assignation dans les termes qu'ils
sont conceus (des fins duquel exploit il est demeuré
débouté); et en outre déclarer que c'est *témérairement, malicieusement, calomnieusement et faussement* qu'il a prétendu avoir guéri d'une affection
scorbutique le sieur Lucas; qu'il s'en repend, luy
en fait excuse et luy en demande pardon; iceluy
Duprey condamné en mille livres de dommages et
intérêts envers ledit sieur Lucas, appliquables de
son consentement, moitié au profit de la fabrique de
la cathédrale et l'autre moitié au profit de l'hopital
général de cette ville; à l'égard de la dite Lepelletier,
vivement soubçonnée d'avoir à la complicité dudit
Duprey, son maître, répandu dans le public des

faits calomnieux contre ledit sieur Lucas; nous luy
avons enjoint d'être plus circonspecte à l'avenir et
deffenses à elle faites d'attaquer ledit sieur Lucas
en faits ny en dires, sous de plus grandes peines ; et
faisant droit sur les plus amples conclusions du
procureur du Roy, nous avons ledit sieur Duprey,
interdit de toutes fonctions, tant de chirurgien juré
que de lieutenant du sieur chirurgien du roy, pendant le temps et espace de six années; Deffenses
à luy d'exercer pendant ledit temps, sous les peines
au cas appartenantes; en outre le dit Duprey condamné en dix livres d'amende envers le Roy et
en tous dépens; et ordonné qu'aux frais dudit Duprey, notre présent jugement sera imprimé, lu,
publié et affiché partout où besoin sera et où il avi-
sera bon estre le dit sieur Lucas aux fins de sa réparation, et a été taxé à la somme de cent livres,
outre les droits du Procureur du Roy. »

Frappé aussi durement, Toussaint Duprey appela
de la sentence des juges d'Evreux devant le Parlement de Rouen, mais son appel ne servit qu'à mettre
de nouveaux frais à sa charge et à augmenter de
deux livres son amende envers le roi.

« Sur l'apel, après que le chirurgien eut été
entendu en la Chambre derrière les barreaux, l'apel-
lation fut mise au néant, ordonné que ce dont étoit
apel sortiroit effet; l'apelant condamné en 12 liv.
d'amende envers le Roi; et ordonné en outre que les
termes injurieux employés dans une Requête dudit
chirurgien, demeureroient suprimés, par arrêt du
Parlément de Rouen, du 8 novembre 1747, ce qui fut
exécuté. » (Verdier. Tome Ier, pages 717-718).

Certes, Duprey était bien coupable, surtout s'il avait réellement soigné le chanoine de quelque maladie secrète, mais aussi la condamnation était des plus rigoureuses. Ses confrères durent le considérer comme perdu dans l'opinion publique, sa place était à prendre à Evreux, ce fut peut-être ce qui décida Guillot Deslemberts à aller s'y fixer à la même époque. Cependant Duprey surnagea, puisque onze ans après cette condamnation, il était encore lieutenant du premier chirurgien du roi à Evreux et que le juge de Pacy renvoyait devant lui le chirurgien Jean Gaultier pour règlement d'honoraires.

Jean Gaultier ne resta pas à Pacy; il quitta cette ville en 1759 pour aller comme chirurgien à Pont-de-l'Arche.

Chapelain et Guy Le François restaient seuls. Le chirurgien de l'hôpital, se faisant une juste idée de ses fonctions, n'appelait plus son traitement des gages mais des honoraires, comme en témoigne le reçu suivant :

« J'ay soussignez chirurgien de l'hopital de Pacy reconnait avoir reçu du sieur Vallée, serrurier audit Pacy et receveur dudit hopital, la somme de quainze livres pour l'année de mais honnoraire qui mais due pour la présente année dont quitance. A Pacy ce quatre dexembre mil sept cent soixante et un. CHAPELAIN. Bon pour 15 liv. ».

Ces honoraires de quinze livres par an étaient un traitement presque dérisoire, surtout pour aller voir gratuitement, en cas de besoin, des malades jusqu'à Garencières, à 15 kilomètres de Pacy à vol d'oiseau, avec deux côtes à monter et une à descendre, par des

chemins impraticables. Mais en ce temps-là, les
15 livres d'honoraires de Chapelain représentaient
bien des journées d'artisans; une lessiveuse était
payée 6 sols par jour, une couturière 5 sols; une médecine coûtait 6 sols, un lavement 1 sol, un pot de
vin 5 sols, à cause des vignes nombreuses, et un pot
de cidre 4 sols, ce qui était assez cher.

Chapelain achetait vers cette époque un jardin
d'environ 4 perches, dans la rue des Crieurs, presque
derrière sa maison. Il demeurait rue Grande, dans
l'ancienne maison de Guillot Deslemberts, comprenant cuisine, salle, deux chambres, un cellier, une
chambre dessus et une écurie. La maison d'habita-
tion vient seulement de disparaître.

Quant à Guy Le François, accoucheur occupé, il
ne manquait pas d'ondoyer les nouveaux-nés dont il
accouchait les mères et il envoyait presque tous
ces enfants en paradis. C'était une mauvaise série.

Pour la chirurgie ordinaire, il n'avait pas la main
plus heureuse.

« C'est ce que prouve un Arrêt rendu le 10 juillet
1767 contre Paquier-Guy Le François, chirurgien à
Pacy.

« Louis Dagomet, âgé de dix ans, avoit été blessé
à la partie moyenne de la jambe gauche, le sieur le
François fut appelé pour le panser.

« Ce chirurgien supposa qu'il y avoit fracture, et
en conséquence *cercla* la jambe de l'enfant avec des
morceaux de latte qu'il serra si fort, qu'ils entrèrent
en la chair. Ce procédé étoit vicieux par deux raisons : 1° les *éclisses* dont on se sert pour les frac-
tures, même les plus compliquées, ne sont ordinai-

rement que de carton, ou de bois aussi mince et souple que le carton, et les bandages, en contenant les parties dans leur situation naturelle, ne sont pas tels qu'ils arrêtent la circulation du sang, sans laquelle la guérison ne peut s'opérer.

« Cet appareil cruel fut appliqué le 8 janvier 1763, et il resta sans aucun relâchement jusqu'au 12. On conçut quelques craintes de l'inaction du sieur le François, et le sieur Galon, autre chirurgien, fut appelé; mais avant qu'il parût, le sieur le François prévenu qu'on l'avait mandé, vint desserrer le bandage.

« A peine la jambe eut-elle été moins pressée, qu'elle s'enfla considérablement, et l'enflure gagna jusqu'au haut des cuisses : le sieur Galon arrivé le 13, visita la jambe, la trouva couverte de pustules livides et gangrenées; il ne put s'empêcher de dire à son confrère, *qu'il étoit cause de ce que l'enfant perdroit la jambe*. Ce langage détermina les parents à appeler un médecin, l'amputation de la jambe fut décidée et exécutée. Alors cette jambe fut examinée et les médecins et chirurgiens qui avoient assisté à l'amputation, reconnurent qu'il n'y avoit eu originairement aucune *fracture ni dislocation ;* le François était donc évidemment coupable d'avoir mis à la jambe des ligatures dont elle n'avoit eu aucun besoin.

« Le 30 mars, le père de l'enfant fit assigner le sieur le François, pour le faire condamner en ses intérêts; l'enfant lui étoit utile, et il étoit pauvre. Ce père mourut, on élut un tuteur au mineur et le tuteur continua le procès. Par sentence du Premier

juge, le François fut condamné en 1.000 livres d'intérêts envers le mineur et aux dépens. Le chirurgien
appela de cette sentence, et le tuteur, en la Cour,
s'en rendit aussi appelant de sa part... Il obtint de
la Cour, pour le malheureux mineur, 100 liv. de
rente viagère. » (Houard. *Dict. de Droit Normand.*
Tome III. Article *Impéritie.*)

En février 1765, maître Guy Le François, non
encore condamné à servir la pension viagère de son
estropié, recevait chez lui une fille prussienne qui y
accoucha d'un enfant et y mourut de la petite
vérole.

La réputation de maître Guy devait avoir souffert
des accidents de sa pratique, mais un chirurgien de
Boudeville, Joseph Morel, conservait les bonnes
traditions du corps chirurgical. En 1766, il faisait un
enfant à une fille de Menilles qui venait déclarer sa
grossesse au greffe du bailliage. On se souvient peut-
être qu'en leur temps Nicolas Labbé, Pierre Belhomme, Guillot Deslemberts et autres sans doute,
avaient eu des maîtresses en semblable état.

La fille de Menilles vint donc déclarer au greffe du
bailliage qu'elle était enceinte de sept mois ou
environ, des œuvres charnelles de Joseph Morel,
chirurgien à Boudeville, « lequel a eu sa compagnie
charnelle, chez elle, sous promesse de mariage,
pour la *première fois.* »

La fille séduite demandait que Morel fût tenu de
se charger de la nourriture, gouvernement et entretien dudit enfant; mais il lui fut enjoint à elle-même
d'avoir à veiller d'abord à la conservation de son
fruit.

Les filles enceintes étaient alors assujetties à ces déclarations de grossesse. Il ne reste que 46 de ces déclarations au greffe du bailliage pour la période du 10 novembre 1740 au 17 janvier 1773, et dans le nombre on trouve aussi bien des filles de bonnes familles que de pauvres servantes.

Cet accroc à la morale est tout ce que nous connaissons de la biographie de Joseph Morel.

Chapelain obtenait en chirurgie de meilleurs résultats que maître Guy, puisqu'au lieu d'avoir à payer des rentes viagères à ses clients estropiés, il en tirait quelque argent comme le montre cette sentence du 30 octobre 1766 :

« Parties ouyes, pris le serment du s. Chapelain qui a affirmé qu'il est entré dans la dislocation du fils du deffendu pour quinze sols d'Eau Vulnéraire, nous avons le d. Deshayes condamné à payer audit sieur demandeur la somme de quarante sols avec dépens réglez à trois livres dix huit sols, ces présentes non comprises. »

Cependant, maître Guy, malgré la perte de son gros procès, trouvait, en 1769, à marier avantageusement son fils Gaspard-Elie Le François, déjà maître en chirurgie en 1767, mais ne résidant pas à Pacy.

Quant à Chapelain il ne se bornait pas toujours à réclamer pour ses fournitures de médicaments des sommes peu importantes,

Le 16 octobre 1769, il présentait, aux administrateurs de l'hôpital, un mémoire des médicaments qu'il avait fournis depuis 1758. Le mémoire s'élevait à 126 livres 10 sols. Le bureau répondit que ce

mémoire n'avait aucune régularité par le nombre
d'articles fournis, la quantité des drogues et les
indications où elles avaient été livrées. Il fut dit
à Chapelain de présenter un mémoire plus circons-
tancié, par ordre et dates des années, mois et jours
et indiquant l'expresse quantité des drogues em-
ployées. C'était le premier nuage entre l'administration et le chirurgien de l'hôpital.

En 1772, Chapelain, pour se tenir au courant de
la législation, achetait un ouvrage assez récent :
*La Jurisprudence de la Médecine en France*, par
Jean Verdier, avocat et docteur en médecine, deux
volumes. Sur la première page de chacun de ces
deux volumes, comme *Ex-libris*, il écrivait : « A
ChapeLain, L¹ du p¹ chirurgien du roy, à Pacy. 1772.»
C'est cet ouvrage qui contient le récit de la mésaven-
ture de Duprey, d'Evreux.

Deux nouveaux chirurgiens vinrent bientôt s'établir à Pacy : PIERRE-DAVID POULLAIN, en 1775, et
JULIEN-FRANÇOIS LAPORTE, en 1776.

Pierre Poullain, fils du chirurgien de Bonnières,
s'était d'abord établi chirurgien à Breuilpont. S'étant
marié à Pacy il y resta et y mourut, en 1784, à l'âge
de 40 ans.

Laporte était le beau-fils et l'élève de maître Pasquier-Guy Le François qui avait épousé, en secondes
noces, Marie-Madeleine Legendre, veuve de Jacques
Laporte.

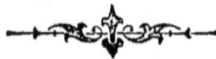

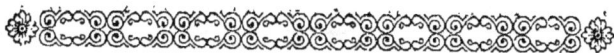

## VII. — 1776-1792

Destitution d'un chirurgien d'hôpital. — Le médecin de l'hôpital. — Le médecin remplacé par un chirurgien. — Le médecin de la gouvernante des malades. — Un troisième veuvage. — Le chirurgien de la milice bourgeoise et de la garde nationale. — Etat-civil de Pacy. — Appointements augmentés.

C'EST en l'année 1776 que Lepecq de la Cloture signalait en juin dans la vallée d'Eure des maux de gorge épidémiques avec éruption de scarlatine, ainsi qu'une fièvre pleurétique et putride qui enlevait plus de trente personnes dans la paroisse de Croisilles, mais le chirurgien de Pacy à qui le subdélégué d'Evreux confia cette épidémie n'en rendit aucun compte.

Si Lepecq n'a pas confondu cette paroisse de Croisilles, de la vallée d'Eure, avec la Croisille du canton de Conches, il ne peut s'agir que de Croisy ; et quant au chirurgien choisi par le subdélégué, ce pouvait être Chapelain, Le François, Pierre Poullain ou Laporte.

Nous ne connaissons rien relativement à la réception de ces deux derniers chirurgiens, dont l'instal-

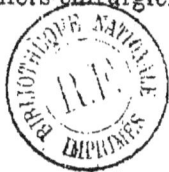

lation, à Pacy, portait le nombre des praticiens
à quatre, mais néanmoins il n'y eut plus de communauté de chirurgiens et cette institution prit fin avec
l'année 1776, signalée par la réforme de Turgot.

A cette date, les corps et métiers de la ville de
Pacy étaient au nombre de six et les chirurgiens n'y
étaient pas compris.

Cette période finale de l'ancien régime fournit
encore quelques renseignements assez intéressants.

Le 4 janvier 1779, les administrateurs de l'Hôtel-
Dieu réglèrent un mémoire de médicaments fournis
par Chapelain; on lui paya 42 livres pour drogues
fournies pendant quatre ans, mais en faisant subir à
son mémoire une réduction.

Pour l'engager sans doute à produire des notes
moins élevées ou jugeant peut-être aussi que les honoraires du chirurgien étaient réellement insuffi-
sants, le bureau de direction, en 1779, porta les
gages de Chapelain de 15 à 24 livres.

Cependant il présenta bientôt un nouveau mémoire assez élevé, puisqu'on lui paya, en 1780,
trente livres pour cet objet.

A cette époque, Guy Le François, quittant Pacy
pour le pays de sa seconde femme, était allé demeurer à Menilles où on lui donnait la qualification
de chirurgien-juré de la paroisse.

Le 8 juin 1781, accompagnant Laporte ou accom-
pagné de lui, il faisait la reconnaissance du cadavre
d'une femme noyée dans l'Eure et retirée de l'eau
sur le territoire de Menilles. Treize ans auparavant
étant encore à Pacy, il avait fait la visite et le procès-
verbal du cadavre d'un enfant de deux ans et demi,

trouvé noyé dans une mare à Chaignes « par la faute
de sa nourrice qui n'était pas chez elle. »

Le 27 juillet 1781 mourut Jean-François-Thomas
Joret, maître chirurgien de la paroisse de Pacel.
C'est le seul nom de chirurgien recueilli pour cette
ancienne paroisse, jadis assise en pays français, et
plus tard annexée à Pacy dont elle est devenue un
quartier et une rue, Chapelain et Laporte assistaient
à l'inhumation de leur confrère de Pacel, décédé
à l'âge de 57 ans. Chapelain est toujours appelé dans
l'acte : lieutenant du premier chirurgien du roi.

Mais s'il conservait cette fonction, il allait bientôt
perdre celle de chirurgien de l'hôpital, car à la fin de
l'année 1781, le bureau de direction se fâcha tout
rouge avec Chapelain et le destitua par délibération
du 23 décembre :

« Et de suite après qu'il nous a esté dit par monsieur le procureur fiscal administrateur de cet
hôpital que le sieur Chapelain, chirurgien de cette
ville et choisi par l'administration pour avoir soin
des pauvres dudit hopital, procurer tous les secours
de son art moyennant la somme de vingt-quatre
livres par chacun an, avoit perçu une somme de
douze livres d'un malade mis par les dits administrateurs en cet hopital et qu'il prétendré encorre avoir
le droit de percevoir malgré qu'il ait esté choisy à la
charge de soigner les pauvres gratuitement, que la
preuve en résulte par l'apel d'une sentence du bailliage de cette ville a interjetté, laquelle le condamne
à la restitution de la ditte somme de douze livres, que
comme notre intention est que les pauvres de cet
hopital soient pensés, soignés par le chirurgien gra-

tuitement, qu'il ne puisse exiger d'eux aucuns
salaire quelconque puisque ledit hopital lui donne
des honoraires pour ses peines et lui paye les médicaments et drogues qu'il peut fournir laquelle condition ledit sieur Chapelain n'a point voulu et
ne veut point encorre remplir ainsy qu'il résulte par
ledit appel dont est question, Nous administrateurs
et syndics soussignés après avoir murement délibéré, Avons d'une voix unanime destitué le sieur
Chapelain des fonctions chirurgicalles dudit hopital
pour avoir perceu et voulu encorre percevoir outre
ses drogues et médicaments quelques sommes des
pauvres dudit hopital. En conséquence luy faisons
deffenses de se présenter audit hopital ny de voir et
visitter aucuns malades avec espoir de recevoir
aucunes récompenses ny d'eux ny dudit hopital,
faisons également deffenses au receveur et aux
sœurs de le recevoir et de le regarder comme chirurgien à peine de répondre en leur propre et privé
nom des sommes qu'il pourroit recevoir à l'excep-
tion de celle qui peuvent luy estre dûes de ce jour,
et sera notre présente délibération signifiée audit
sieur Chapelain, a ce qu'il n'en prétende cause
d'ignorence et ce dès demain ».

Telle fut la manière dont Chapelain sortit de l'hôpital dont il avait été chirurgien pendant 34 ans. Il
devait y rentrer plus tard à un autre titre.

Pendant la durée de ses fonctions chirurgicales à
l'hôpital, une modification avait été apportée au per-
sonnel, d'abord laïque, de l'Hôtel-Dieu, par l'intro-
duction des sœurs de la Providence d'Evreux dans
cet établissement.

La destitution de Chapelain nécessitait son remplacement. Continuant leur délibération les administrateurs de l'hôpital ajoutaient :

« Après avoir murement délibéré tant sur le chirurgien à nommer que sur le médecin que nous sommes dans l'intention de choisir et pour quoy nous avons esté aux opinions, Avons sursy à la nomination dudit chirurgien jusqu'au premier bureau et avons nommé d'une voix unanime pour médecin dudit hopital la personne du sieur Montaubant, docteur en médecine demeurant en ce lieu à la charge par luy ainsy qu'il si oblige d'avoir soin des malades dudit hopital, de les voir et visitter toutes les fois qu'il en sera requis tant les dits malades reçus et demeurant audit hopital que ceux demeurant dans toute l'étendue des paroisses de la bourgeoisie déclarés pauvres d'après les certificats des sieurs curés desdittes paroisses, chez lesquels il sera obligé de se transporter gratuitement lorsqu'ils ne pourront eux-mêmes se rendre chez luy porteurs d'un certificat desdits sieurs curés desdittes paroisses, pour les quelles honoraires et visittes et voyages, nous nous obligeons pour ledit hopital de luy payer la somme de cinquante livres par chacun an à commencer du premier janvier prochain et ce tant qu'il nous plaira, la quelle somme lui sera payée par le receveur dudit hopital sur ses simples quittances et avons tous signé ».

A la suite de cette délibération est l'acceptation du nouveau médecin :

« S'est présenté le sieur de Montoban, docteur en médecine, demeurant à Pacy, lequel a déclaré con-

sentir et agréer le contenu en la délibération cy
devant écritte et signée et a signé MONTAUBAN,
doct : med. »

Mais le médecin de l'hôpital suivant les errements
du dernier chirurgien, ne tarda pas à présenter un
mémoire de fournitures.

Le 5 mai 1782 il fut payé à Montauban 48 livres
19 sols pour médecines aux pauvres de l'hôpital et
de la bourgeoisie sur son mémoire.

Ce mémoire déjà élevé fut suivi d'un autre qui
parut tout à fait exagéré, et le 6 octobre 1782, les
administrateurs rédigèrent un projet de délibération
en ces termes :

« Il a esté arresté qu'après un mémoire présenté
par le sieur de Montauban, docteur en médecine et
médecin de cet hôpital, du 3 décembre dernier,
lequel mémoire monte à la somme de 76 livres 4 sols
pour médicaments fournis depuis le 2 mai dernier,
seroit destitué parce que lors de sa nomination,
nous avions en vue de diminuer les frais que le
sieur Chapelain, chirurgien, occasionnait audit
hopital, »

Les termes de cette délibération n'ayant pas été
acceptés pour un motif ou pour un autre, elle fut
raturée sur le registre et remplacée par celle-ci :

« Après avoir vu les mémoires présentés par le
sieur de Montauban, docteur en médecine et médecin
de cet hopital, le premier en datte du mois de may
dernier montant à la somme de 48 livres 18 sols et
le second à la somme de 76 livres douze sols six deniers et daté de ce jour. Il a esté arresté qu'il seroit
nommé un chirurgien pour avoir soin des malades

de cet hopital, leur donner tous les secours de son
art au lieu et place du dit sieur de Montauban. En
conséquence nous avons nommé le sieur Laporte,
maître en chirurgie demeurant en ce lieu, auquel
nous avons accordé trente livres d'honoraires pour
chacun an avec deffenses à luy de fournir aucunes
drogues et médicaments quelconques lesquels il
sera tenu de prendre chez la gouvernante dudit
hopital, laquelle somme de trente livres luy sera
payée par le receveur dudit hopital à compter de ce
jour ».

Montauban était le premier docteur en médecine
établi à Pacy. Avant lui il n'avait été qu'incidem-
ment question d'autres médecins tels que Nicolas
Dieupart, Laurent Joly, Thomas Paris, Claude Trichard, peut-être le sieur de Sallebonne, et enfin les
deux frères Lion.

A la suite de sa disgrâce à l'hôpital, Montauban
quitta la ville de Pacy.

Laporte était donc installé comme chirurgien de
l'hôpital avec des conditions nouvelles. Son traitement inférieur de 20 livres à celui de Montauban,
était supérieur de 6 livres à celui qu'avait touché Chapelain en dernier lieu et le double des gages attribués
à l'emploi dès l'origine. Quoiqu'il lui fût défendu de
délivrer des médicaments, il eut encore à en fournir
puisqu'il présenta un mémoire aux administrateurs.
Ce mémoire, le 22 mai 1783, fut réduit à 9 livres
qu'il toucha. S'il fournissait des médicaments, c'était
sans doute parce que la gouvernante de l'hôpital
chez laquelle il devait les prendre, ne pouvait plus
lui en procurer. En effet, cette gouvernante, Cécile

Gamache, qui avait remplacé Barbe Adam, était malade. Quoique chirurgien de l'hôpital, Laporte ne fut appelé à l'honneur de la soigner. Les administrateurs firent appel aux lumières d'une célébrité, Duchamp, médecin à Vernon. Malgré le voyage qu'il fit et les médicaments qu'il fournit, le tout pour 7 livres 10 sols, Cécile Gamache n'en mourut pas moins le 30 mai 1783.

Le chirurgien Pierre Poulain mourut en 1784. Guy Lefrançois se retira à Menilles où il mourut le 4 décembre 1786, à l'âge de 84 ans. En cette année, Chapelain, âgé de 66 ans, resta veuf pour la troisième fois qui fut définitive.

En 1789, une fille enceinte vint faire ses couches chez le vieux chirurgien et mit au monde un garçon né d'un père inconnu. Cet enfant se trouvant en péril de mort fut ondoyé à sa naissance par le chirurgien en présence de sa fille Rosalie. Le nouveau-né mourut le même jour et cette terminaison justifia le pronostic de l'accoucheur.

La Révolution était commencée, nos chirurgiens n'y jouèrent qu'un rôle effacé dans les épisodes locaux; Chapelain fut membre du premier Comité Permanent et Laporte devint chirurgien de la milice bourgeoise et ensuite de la garde nationale. L'effervescence des passions politiques ne se traduisit que contre son immeuble qui fut barbouillé d'ordures par des tapageurs nocturnes.

A cette époque, Chapelain et Laporte avaient pour confrère un chirurgien du nom de Potel établi dans la commune de Plessis-Hébert.

En 1791, les anciennes paroisses de Pacel et de

Saint-Aquilin-de-Pacy furent annexées à celle de Pacy. L'union ne dura que quelques années pour Saint-Aquilin, mais elle resta définitive pour Pacel. C'est donc maintenant qu'il faut rechercher si l'examen de l'état civil de l'ancien Pacy peut fournir quelques renseignements démographiques.

Les registres paroissiaux de Pacy, commencent à des dates différentes pour les baptêmes, les mariages et les inhumations, et leur suite, interrompue par la perte de plusieurs registres, présente de regrettables lacunes.

Les baptêmes commencent en 1598, les mariages en 1636, les inhumations en 1654.

Le registre des baptêmes présente une longue lacune de 1612 à 1636, une autre lacune existe pour les baptêmes, les mariages et les inhumations en 1668, une troisième lacune va de 1676 à 1687 et une quatrième de 1719 à 1721.

Comme natalité nous trouvons les chiffres suivants :

| | | | | | | | |
|---|---|---|---|---|---|---|---|
| 1599-1611, | 427 | baptêmes dont | 209 | garçons | 218 | filles | |
| 1637-1654, | 468 | — | — | 240 | — | 228 | — |
| 1655-1667, | 392 | — | — | 180 | — | 212 | — |
| 1669-1675, | 233 | — | — | 123 | — | 110 | — |
| 1688-1718, | 876 | — | | | | | |
| 1722-1790, | 2118 | — | | | | | |

En 151 ans, 4514 naissances fournies par
        4467 grossesses dont
        4422 grossesses simples
            2 grossesses triples, chacune d'un
            garçon et deux filles

45 grossesses doubles dont
- 23 grossesses unisexuées, 13 fois 2 garçons ; 10 fois 2 filles.
- 20 grossesses bisexuées, 12 fois le garçon né le premier; 8 fois la fille née la première.

Pour les mariages, nous avons dans les cinq dernières périodes :

1637-1654,    87 mariages
1655-1667,    81    —
1669-1675,    36    —
1688-1718,   178    —
1722-1790,   401    —

En 138 ans, 783 mariages.

Enfin, pour les inhumations, dans les quatre dernières périodes, nous trouvons :

|  |  | sexe | sexe |
|---|---|---|---|
| 1655-1667, | 416 inhumations dont | 219 masc. | 197 fém. |
| 1669-1675, | 210    — | 118    — | 92    — |
| 1688-1718, | 1096    — | | |
| 1722-1790, | 2472    — | | |

En 120 ans, 4194 inhumations.

Pour une période particulière plus spécialement calculée, celle de 1736 à 1790 qui comprend 55 années, nous avons trouvé :

1644 naissances dont 792 garçons, 852 filles.

1901 décès dont 930 masculins 971 féminins.

Soit un excédent de 257 décès sur les naissances qui s'explique par le grand nombre de nourrissons

comme le montre le tableau suivant qui, pour les
1901 décès de cette période, de 1736 à 1790, donne la
mortalité par âges aussi exactement que possible.

De 1736 à 1790, total des décès 1901, dont :

| | |
|---|---|
| Décès d'enfants trouvés.......... | 217 |
| nourrissons de Paris....... | 200 |
| adultes sans âge indiqué... | 25 |
| enfants sans âge indiqué... | 4 |
| au-dessous de 1 an..... | 375 |
| — 5 ans.... | 289 |
| — 10 — .... | 70 |
| — 15 — .... | 34 |
| — 20 — .... | 22 |
| — 25 — .... | 32 |
| — 30 — .... | 31 |
| — 35 — .... | 35 |
| — 40 — .... | 52 |
| — 45 — .... | 34 |
| — 50 — .... | 48 |
| — 55 — .... | 34 |
| — 60 — .... | 63 |
| — 65 — .... | 52 |
| — 70 — .... | 95 |
| — 75 — .... | 69 |
| — 80 — .... | 58 |
| — 85 — .... | 33 |
| — 90 — .... | 25 |
| — 95 — .... | 2 |
| — 100 — .... | 2 |
| | 1901 décès |

Si les chiffres qui précèdent sont trop restreints

14

pour donner lieu à des conclusions démographiques, ils sont suffisants pour montrer que les chirurgiens de Pacy ne manquaient pas d'occupation.

C'est la seule constatation à faire pour cette période un peu vide d'autres documents.

Nous trouvons seulement que le 1er février 1792, le corps municipal de la commune de Pacy qui était maintenant chargé de l'administration de l'hôpital, porta le traitement de Laporte de 30 livres à 70 livres : « à la charge par luy de fournir toutes les dro- « gues et médicaments qui seront nécessaires pour « le soulagement des malades et de gouverner ceux « qui sont rentés à notre hôpital dans les paroisses « qui en dépendent qui sont la rue bourgeoise de « Menilles, le Plessis-Hébert, la Neuville-des-Vaux « et une rue de Garencières. »

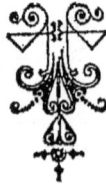

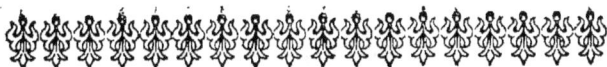

## VIII. — 1792-1800

Epilogue. — Le médecin Gueydan. — La Révolution et
les Officiers de santé. — Un signalement. — La
bibliothèque d'un chirurgien. — Mémoire d'honoraires.
Premiers vaccinateurs. — Statistique. — Mort à
l'hôpital.

LA suppression des Universités et par consé-
quent des Facultés de Médecine fut prononcée
le 18 août 1792.

Le 23 septembre, Laporte en qualité de chirurgien
de l'hôpital, prêta le serment exigé des fonction-
naires.

Le 2 mars 1793, un nouveau chirurgien vint s'établir à Pacy, JACQUES-PIERRE-FRANÇOIS GONARD,
âgé d'environ 42 ans et précédemment à Breuilpont.

Cette localité était en effet le lieu de résidence
d'un chirurgien, car on y trouve successivement
Guillaume Cantel, en 1737; Cissey, en 1750; Pierre
Poullain, en 1774; Jacques Gonard avant 1792,
et après lui, Jacques-François Quevillon.

En 1795, un nouveau médecin se fixait encore à
Pacy, JEAN-FRANÇOIS GUEYDAN, médecin attaché

à la duchesse d'Orléans, âgé de 33 ans, et qui remplit surtout un rôle politique.

Le 27 ventôse an II, Laporte délivrait un certificat ainsi conçu :

« Je sousigné officier de senté à la commune de Pacy, département de l'Eure, certifie avec vérité que le citoyen X... de cette commune âgée de soixante dix à douze ans est dans ce moment en dangereusement malade et qu'il a besoin des secours les plus urgens vu l'impossibilité de pouvoir ce procurer aucun secour pecunier et qu'il est même en danger de perdre la vie. En foy de quoy jé donné le présent, Pacy le vingt sept ventôse l'an deuziesme de la République françoise une indivisible. Laporte. »

A la suite de ce certificat, le maire écrivit :

« Nous maire, officiers municipaux et membres du conseil général de la commune de Pacy, Vu le certificat cy dessus, Avons acordé au citoyen nommé ci dessus la somme de cinq livres à prendre chez le citoyen Gervais receveur de l'hôpital de cette commune. Pacy le 27 ventose an 2 de la République. Godefroy, maire, Lamy, officier. »

En l'an II, s'établissait à Pacy, JEAN-GERMAIN CHAUVET, reçu à Paris, en 1792, soit chirurgien soit officier de santé. Ce fut ce dernier titre qui lui resta comme à ses confrères.

Germain Chauvet avait épousé la fille de Claude-Hubert Aubé, chirurgien de Vernon, petite-fille de Mathieu Aubé, arrière-petite-fille d'un autre Mathieu Aubé aussi chirurgien et sage-femme elle-même.

A cette époque, Chapelain était un vieillard de cinq pieds un pouce, les cheveux et les sourcils blonds, les yeux châtains, le nez camard, la bouche moyenne, le front large et le menton rond. Il avait la réputation d'un brave homme et on l'appelait Chapelain-la-Saignette.

En vendémiaire an III, une médecine coûtait 1 livre 18 sols, une bouteille de *cirop* 2 livres 4 sols, 2 onces de manne et rhubarbe 1 livre 18 sols.

Le 13 brumaire an III, Laporte resté chirurgien de l'hôpital malgré les événements politiques qui avaient amené bien des révolutions municipales, donnait la quittance suivante :

« J'ai sousigné reconois avoir recu la somme de trente six livres du citoyen Gervais receveur de l'Opital de la commune de Pacy pour ma qualité d'officier de santé dudit Opital, laquelle somme forme cel de soixante douze livres avec les trente six livres recues, mon trettement etant de soixante douze livres par an. »

Un des derniers actes de Laporte fut le 26 germinal an III, la délivrance d'un certificat de maladie à un citoyen poursuivi comme terroriste par la réaction thermidorienne et à l'arrestation duquel il fut sursis sur l'attestation du chirurgien.

La mère de Laporte, remariée à Guy Le François, était allée demeurer à Menilles depuis plusieurs années. Le 10 brumaire an III, elle y avait perdu un fils de vingt-huit ans, un peu faible d'esprit, issu de ce second mariage. Elle en déclarait elle-même le décès, en présence de notre chirurgien. L'année suivante, le 24 messidor an IV, devant l'officier public de Menilles, Julien-François Laporte, officier de santé, domicilié en cette commune, déclarait la mort d'un autre frère du premier lit. Etait-il domicilié à Menilles comme le dit l'acte, s'y trouvait-il seulement chez sa mère pour soigner son frère ? C'est bien plus probable. Dans tous les cas, il contracta sur ces entrefaites la maladie qui devait bientôt l'emporter, car cinq jours après, le 29 messidor, il mourut à Menilles, à trois heures de l'après-midi, au domicile de sa mère Marie-Madeleine Legendre, à l'âge de 41 ans, enlevé par une épidémie qui fit de nombreuses victimes dans la commune de Menilles où elle avait été importée des environs de Gaillon.

Un frère aîné, Antoine-François Laporte, d'abord marchand à Nonancourt, devint agent municipal de Menilles à la fin de la Révolution et adjoint au maire en 1808.

Il nous est parvenu de la bibliothèque du chirurgien Laporte un volume dépareillé, le tome second de l'*Abrégé de l'Anatomie du Corps Humain* par le chirurgien César Verdier.

Laporte fut remplacé comme officier de santé de l'hôpital par Jacques Gonard qui, outre ses appointements, réclamait aussi les fournitures. Son mémoire de fournitures était appelé une note de prétendus médicaments à laquelle on faisait subir une notable réduction.

Nous avons un mémoire produit en l'an VIII pour visites, pansements et médicaments à un client de la ville, *cabartier;* il comporte ce qui suit :

| | |
|---|---|
| Le 13 pluvios an 5 visite .......... | 12 $^S$ |
| Le 14 visite ..................... | 12 $^S$ |
| Idem portion laxatif.............. | 1 $^L$ 16 $^S$ |
| Du 3 visite. | |
| Du 5 visite. | |
| Du 11 fructidor an 5 visite et réduit le bras luxé de son enfant.... | 6 $^L$ |
| Le 12 visite. | |
| Le 22 ventos visite et saigné le père. | 1 $^L$ |
| Le 23 visite et médecine........... | 2 $^L$ 2 $^S$ |
| Le 24 B$^{elle}$ antiflogistique et traittement ..................... | 1 $^L$ |
| TOTAL......... | 23 $^L$ 06 $^S$ |

En l'an V, quand Jacques Gonard prescrivait sa *portion*, le vieux Chapelain examinait des conscrits au point de vue de la réforme, avec ses confrères Delzeuzes et Maurice La Noe, officiers de santé à Evreux et à Vernon, ainsi qu'avec Germain Chauvet.

Chapelain continuait même malgré son âge la pratique des accouchements, recevant dans sa maison les filles enceintes dont il allait porter les fruits à l'hospice d'Evreux.

Avec Germain Chauvet les progrès de la science se faisaient distinctement sentir. Un certificat qu'il délivra pour un conscrit porte que le sujet « se dit atteint de ne pouvoir retenir ses urines. Si cette maladie est réelle, elle ne peut provenir que du relachement du sphincter de la vessie. »

On voit que Germain Chauvet se défiait déjà de la simulation.

A la fin de l'année 1798, le médecin Gueydan
quitta Pacy où il avait seulement rempli des fonctions publiques et partit pour l'Espagne où il allait
sans doute rejoindre la duchesse d'Orléans, avec
Luc Kayser, professeur de langues et de mathéma-
tiques.

Chapelain, âgé de 80 ans, Jacques Gonard, de 50
et Germain Chauvet, de 30, restaient seuls à Pacy
pour y continuer, jusqu'en 1812, 1826 et 1845,
la médecine et la chirurgie rurales du xviii⁰ siècle.

Cependant ne médisons pas de ces vieux confrères. Dès l'an VIII, Germain Chauvet donnait
un exemple en vaccinant deux de ses enfants. C'était
bien l'annonce du xix⁰ siècle qui allait amener la
création, à Evreux, de la Société de Médecine du
département de l'Eure avec ses Comités de Vaccine.

En terminant ici ces recherches sur nos anciens
confrères il nous reste à voir si elles ne comportent
pas quelques indications générales. Nous avons
relevé 55 noms : 1 opérateur, 1 veuve, 3 médecins
ou docteurs en médecine et 50 chirurgiens, dans une
période de deux siècles.

Sur ces 50 chirurgiens, 30 appartiennent à la ville
de Pacy : 10 par leur naissance, par toute leur carrière et par leur mort, 8 par la plus grande partie de
leur carrière et par leur fin, 6 par une résidence
assez longue, 6 autres enfin par un séjour assez
court ou par un simple passage.

Pour 17 de ces 30 chirurgiens, l'état civil nous
fournit des renseignements utiles.

Sur ces 17, 2 seulement semblent avoir été céliba-
taires, l'un mort jeune et l'autre paraissant être resté
vieux garçon.

Sur les 15 autres, 4 se marièrent deux fois, 1 épousa
jusqu'à 3 femmes.

Sur les 10 autres, 9 laissèrent des veuves.

Ces 15 chirurgiens mariés eurent au moins 77 enfants.

Pour 21 de nos 50 praticiens nous connaissons
l'âge exact ou très approximatif qu'ils avaient à leur
mort.

4 moururent très jeunes (27 ans, 28, 30 et 30).

3 moururent quadragénaires (40 ans, 40 et 46).

5 moururent quinquagénaires (53 ans, 53, 54,
58 et 59).

4 moururent sexagénaires (62 ans, 64, 65 et 67).

3 moururent septuagénaires (72 ans, 76 et 76).

1 mourut octogénaire (83 ans).

1 mourut nonagénaire (92 ans).

La profession de chirurgien était honorée et consi-
dérée. Les natifs de Pacy qui l'exerçaient apparte-
naient à de bonnes familles, leurs femmes également. Les chirurgiens, en dehors de leur profession,
étaient souvent appelés aux fonctions administra-
tives ou honorifiques. Cependant l'exercice de leur
profession ne les conduisait pas à la fortune. A leur
mort, leurs héritiers renonçaient fréquemment à la
succession.

La fille de Chapelain, qui ne survécut guère à son
père, n'eût pas même à remplir cette formalité.
Après soixante-huit ans d'exercice de sa profession,
le vieux chirurgien avait si peu accru son patri-

moine qu'avec sa fille Rosalie il était réduit à en
faire l'abandon pour un abri et un morceau de pain ;
car, quoique ce ne soit pas comme indigent qu'il y
ait été admis mais comme pensionnaire, le prix si
faible de la pension n'empêche pas de dire que l'ancien lieutenant du premier chirurgien du roi, exerçant encore activement en 1810, Augustin-Antoine
Chapelain, âgé de 92 ans accomplis, est mort en 1812
à l'hôpital.

FIN

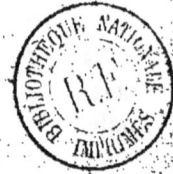

Pacy-sur-Eure. — Imprimerie E. Grateau, 17, rue Grande

# TABLE DES MATIÈRES

---

I. — 1600-1675. — Les ancêtres. — Un opérateur. — Trois enfants d'une même ventrée. — Riolan. — La dernière Lépreuse. — Séductions chirurgicales. — Une noble matrone. — Certificats du vieux temps ..................   1

II. — 1676-1692. — Les corps de métiers. — Le lieutenant du premier chirurgien du roi. — Le commis du premier médecin. — Répression de l'exercice illégal. — Rapport en justice. — La communauté. — Le garde-juré. — Le tombeau de Cocherel. — Chirurgiens-jurés. — Un rappel à l'orthographe...   9

III. — 1692-1700. — Le chirurgien-juré royal. — La communauté d'Evreux. Un Ebroïcien oublié, — Epidémie de 1694. — Un barbier chirurgien à l'œuvre. — L'hôpital. — Coups et blessures. — Un chirurgien sauveteur. — Claude Trichard, de Pacy, docteur en médecine. — Armoiries. — La cire et le luminaire.        19

IV. — 1701-1730. — La communauté des chirurgiens et sages-femmes. — Matière médicale. — La veuve d'un chirurgien. — Le garçon de boutique. — Un père cordelier. — Taxe de 1705. — Hiver de 1709. — Un intrus. — Opération césarienne. — Faux serments. — Aménités chirurgicales. — Rapports confraternels. — Diagnostic et thérapeutique.......        33

V. — 1730-1747. — Le mets de mariage. — Une bénédiction féconde. — Rappel à la légalité. — Un nouveau lieutenant. — Un apprenti chirurgien. — Les cabrots. — Un spécialiste de Vernon. — Remèdes et médecines. — Une mort subite. — La bâtarde d'un grand seigneur. — Réception d'un chirurgien. — La messe au cabaret.........        51

VI. — 1748-1776. — La prévoté de l'Hôtel. — La grosse vérole. — La confrérie de charité. — Les nourrissons de Paris. — Réception à la maîtrise. — Une sage-femme. — Une recassure. — Le médecin aux rapports d'Evreux. — Statuts et règlements. — Une paternité désavouée. — Un rhume ecclésiastique cordé. — Une impéritie. — Filles enceintes. — Fournitures à l'hôpital. — Fin de la communauté ....... 69

VII. — 1776-1792. — Destitution d'un chirurgien d'hôpital. — Le médecin de l'hôpital. — Le médecin remplacé par un chirurgien. — Le médecin de la gouvernante des malades. — Un troisième veuvage. — Le chirurgien de la milice bourgeoise et de la garde nationale. — Etat-civil de Pacy. — Appointements augmentés ....... 97

VIII. — 1792-1800. — Epilogue. — Le médecin Gueydan. — La Révolution et les Officiers de santé. — Un signalement. — La bibliothèque d'un chirurgien. — Mémoires d'honoraires. — Premiers vaccinateurs. — Statistique. — Mort à l'hôpital. 109

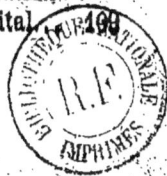

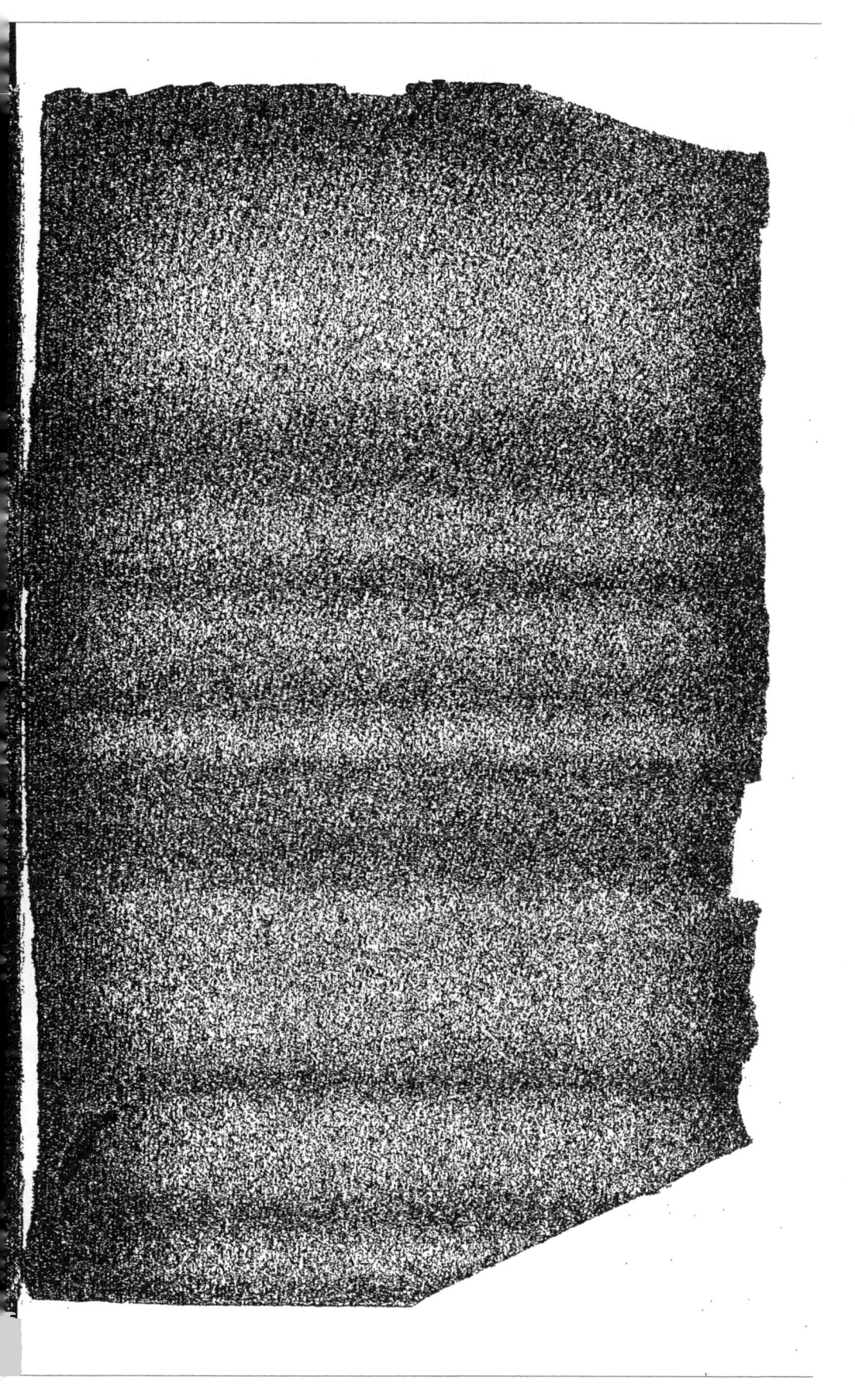

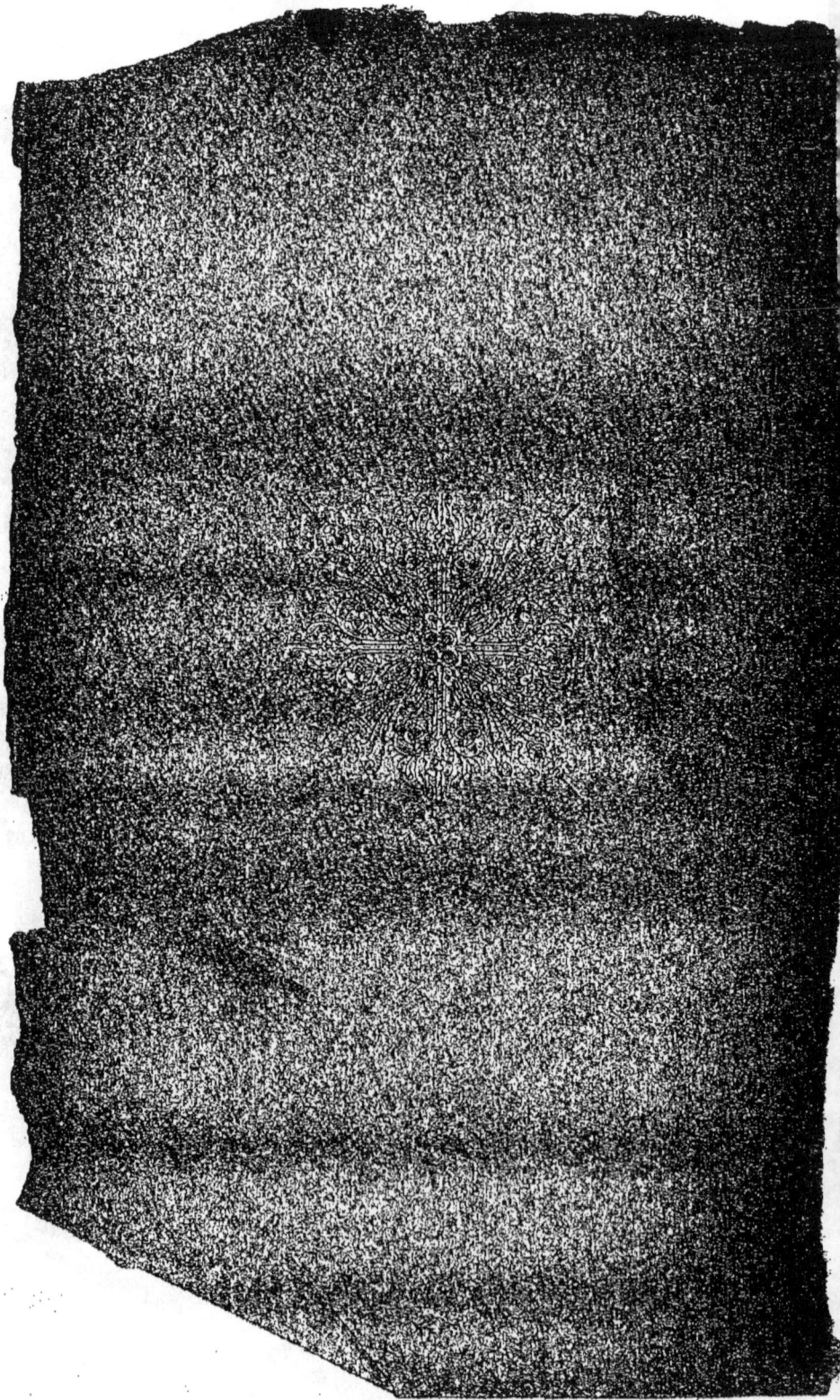

www.ingramcontent.com/pod-product-compliance
Lightning Source LLC
Chambersburg PA
CBHW072314210326
41519CB00057B/5072